21世紀の健康・体力づくり

トータルフィットネスのすすめ

青木　高
殖田友子●著

大修館書店

まえがき

フランスのカメラマンであるリオネル・ギラン氏が九〇年の四月に東京・日仏学院で「眠りの人」と題する写真展を開催した。ギラン氏は一九八五年に来日したが、地下鉄に乗ってまず驚嘆したのが座席で眠っている日本人の多いことであった。我われにはありふれた光景であるが、フランス人にとっては奇異に映ったのであろう。そこでカメラマンの本領を発揮し、地下鉄内居眠りの写真を撮り続け、その集大成として写真展を開催することになったわけである。

この世界に例のない電車内居眠りの原因をどこに求めてたらいいのであろうか。たぶん疲れているからだと多くの人が答えることだろう。何に対して疲れているのか。朝から眠っている人が増えているし、プラット・ホームでのペチャ座りも目立つようになってきている。この原因も疲れなのであろうか。

学校現場からの報告によれば子どもたちの身体に変調が見られるという。曰く、直立姿勢を保てない、背中の変形、歯の虚弱化等である。その一方で青年層のスタミナの低下、身体の固さ、肥満、若年性腰痛、成人病の若年化等も指摘されている。中年ともなれば、もう成人病のオン・パレードといっても過言ではない様相を呈しつつある。高齢者はどうか。日本は世界一の長寿国だというが、それは薬によって寿命を維持しているにすぎない。三〇兆円を越える医療費の二分の一が高齢者分である事実がそれを証明している。

このように、わが国の健康・体力を巡る諸問題は一朝一夕で解決できる程たやすくはなく、根は深いといえる。構造的な問題といってもいい。戦後の日本が欧米列国に追い付き、追い越せとばかりに経済優先主義、生産第一主義、機械万能主義、効率主義、競争主義、自分中心主義で邁進し、一人当たりのＧＮＰは世界の二位となり、大国アメリカをして驚異どころか真に競争相手として位置付けるまでに成長した結果の歪みともいえる。

わが国は豊かになったといわれている。確かに人々はブランド物を身にまとい、洗練された食品を食べ、うさぎ小屋との批判があるもののそれなりの家に住んでいる。だが、豊かさを実感するには至っていない。現代では一戸建ての家を買うことは夢のまた夢となっている。生活の質を求める声は高いものの精神的豊かさを実感している人は少ない。日本人は働き過ぎとの批判が多いにも拘わらず、完全週休二日制の導入にはほど遠い。

そして二一世紀。豊かさを求める時代から豊かさを享受する時代への移行期がこの二一世紀なのであろう。地球環境の破壊と同時進行していると思われる人間破壊への道を阻止するのも、二一世紀の仕事である。その仕事の出発は人間の身体に対する問いかけから始められるべきであろう。

青木　高

目次

第1章　トータル・フィットネスの時代

第2章 フィットネスの理論と方法

第3章 フィットネスの栄養学

第4章 生活習慣とフィットネス

第1章

トータル・フィットネスの時代

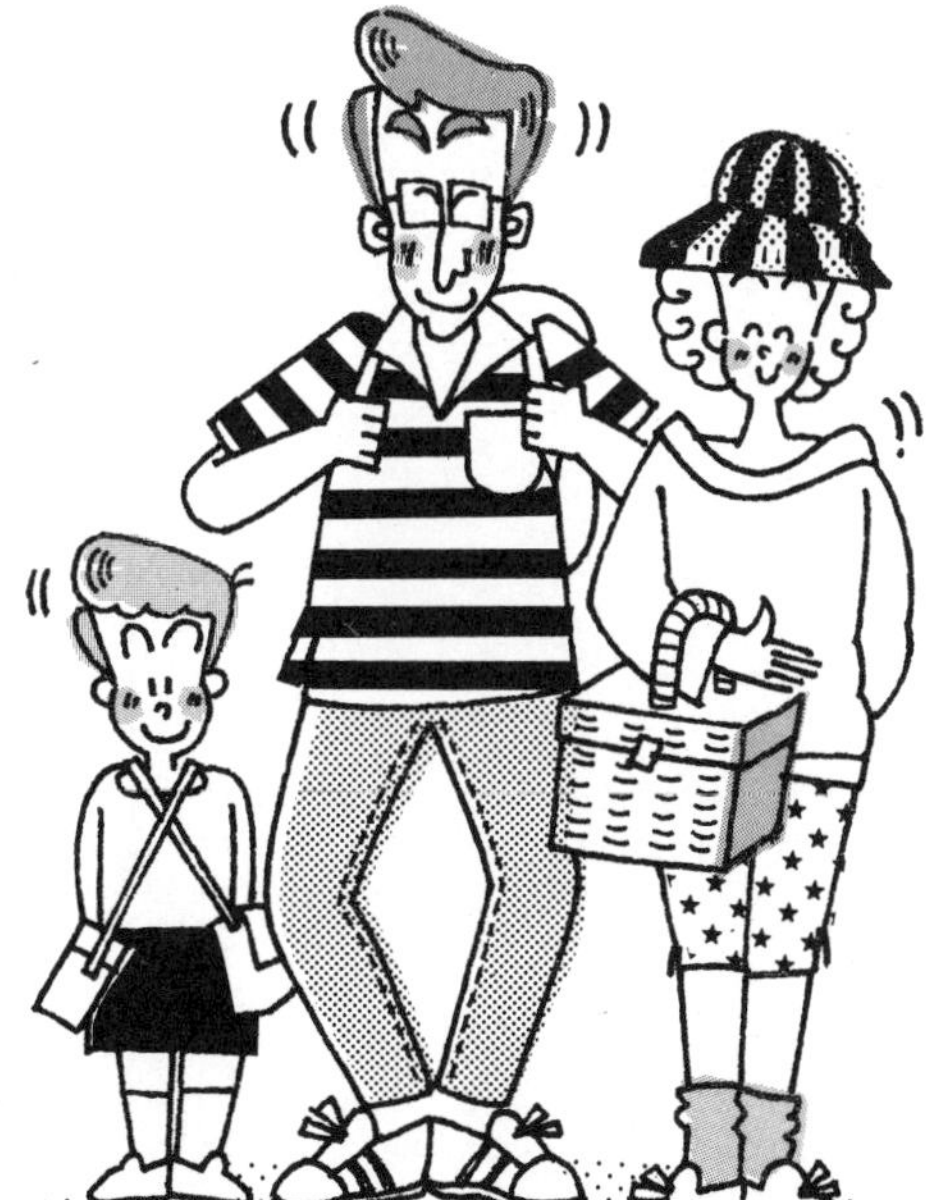

I　トータル・フィットネスの必要性

1　死因の変化

生きとし生ける者にとって、最大の恐怖は「死」である。多くの人が古来より長寿を願ったのは生の対極である死をできることならまぬがれたかったからであろう。生が永遠ではないことと分かると、今度は「天寿」を願う。「犬死」や「病死」はイヤだと思う。その病死が戦前と戦後では大きく変わっているし、近年でも若干の変化がある。年度別の死因、ワースト・スリーを示すと次のようになる。

	第1位	第2位	第3位
一九二〇年	肺炎及び気管支炎	胃腸炎	全結核
一九四〇年	全結核	肺炎及び気管支炎	脳血管疾患
一九六〇年	脳血管疾患	悪性新生物	心疾患

一九八〇年　脳血管疾患　　悪性新生物　　心疾患
二〇〇〇年　悪性新生物　　心疾患　　脳血管疾患

時代の変化と共に死因も変化することが分かる。一九四五年に第二次世界大戦は終結をみている。戦前は細菌感染による病気で死んでいったが、戦後はいわゆる生活習慣病が増えたことになる。ちなみに一九三五年を調べてみると、細菌感染による死は全体の四三・四％に対し、生活習慣病による死は二四・七％である。しかし二〇〇〇年には感染症は、わずか四％に過ぎず、死因の約七〇％が生活習慣病になっている。以下に現在の死因を一〇位まで示すが、**1 2 3 8 9**は生活習慣病である。なお、（　）内は死亡総数に対する割合である。

1　悪性新生物（二九・六％）
2　心　疾　患（一五・四％）
3　脳血管疾患（一四・二％）
4　肺炎及び気管支炎（九・六％）
5　不慮の事故（四・一％）
6　自殺（三・二％）
7　老衰（二・三％）
8　腎炎、ネフローゼ（一・八％）

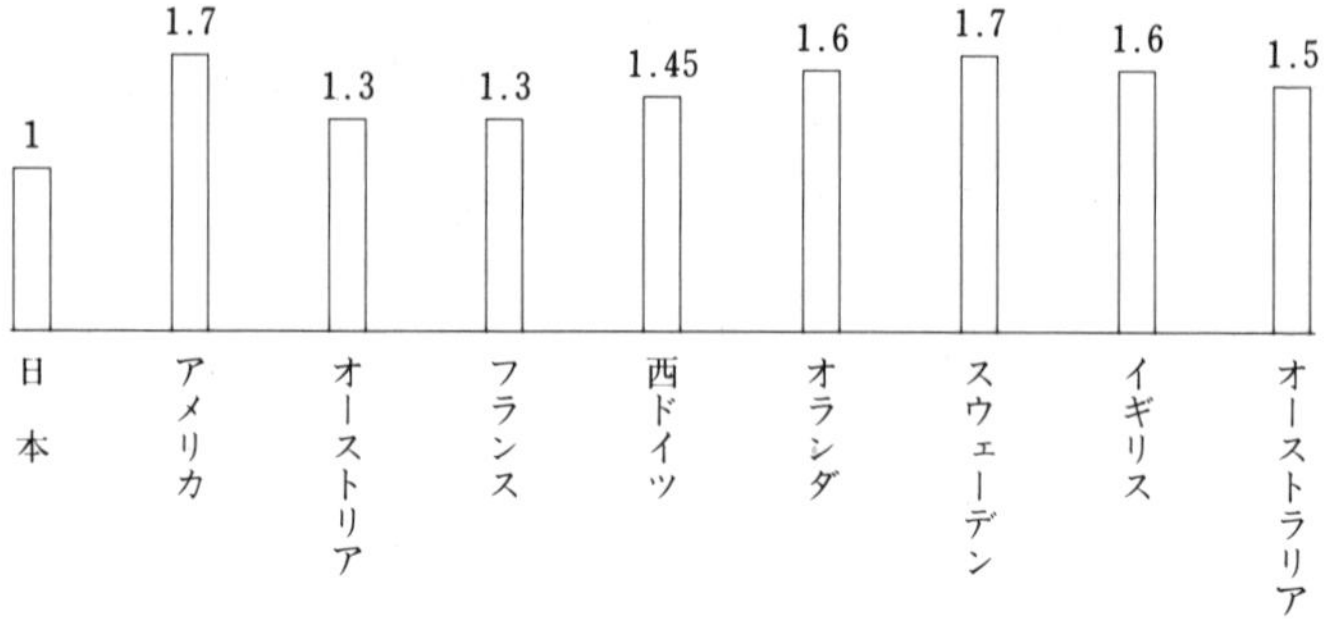

図1　日本を1とした場合の心疾患による先進国の死亡倍数

(国民衛生の動向より青木が作成)

9　慢性肝疾患及び肝硬変（一・七％）

10　肺疾患（一・三％）

一〇位のうちの五つまでが生活習慣病なのである。（八位にある内ネフローゼは生活習慣病である）。生活習慣病は細菌感染によるものではないだけに薬や注射では治癒しない。どこに原因があるかといえば、日常生活そのものにある。どう生きてゆくか（きたか）である。トータル・フィットネスの求められる理由がここにもある。

生活習慣病には、いくつかの特徴がみられるが、際立っているのは次の三つである。

①習慣病あるいはライフスタイル病といわれるように、生まれてから成人に至るまでの生活様式（食事、運動、酒、タバコ、ストレス等）と関係が深い。

②急激な症状を示さない（慢性）し、初期には自覚症状もない。しかし、いったん発病すると治りにくい。

③加齢とともにかかりやすくなる。

今後、特に注視すべきは「循環器疾患」である。とりわけ「心臓病」は要注意である。なぜなら、先進工業国とされている国々の死因のトップに心臓病があるからである。アメリカでは心臓病が国民病とさえいわれている。欧米に追いつき、追い越せとばかりに経済成長を追求した日本は、いま死因まで近づこうとしているようにみえる。一九八六年より心臓病が死因の第二位に進出していることに留意する必要がある。昭和四〇年代の経済成長期から三〇年後の変化である。その三〇年間における劇的な変化は機械化の進展による家事や労働等からの肉体活動の喪失であった。

2　運動不足の弊害

肉体の活動が不足すると人体にどんな影響を与えるかについては「ベッド・レスト」の実験が有名である。三週間ほどベッドに寝かせたままにしておくと、どうなるかを試すわけである。わが国でも行なわれ、テレビで放映されたことがある。

興味をひかれるのは、近代科学の勝利ともいえる宇宙への旅が、地球上に生きる人間に運動不足の弊害という事実をもたらしたことである。宇宙は無重力状態であるため、体重を維持したり、重い物を持ちあげるのに〝力〟を必要としない。いわばベッド・レストと同じように〝動のない状態〟をつづけていることになる。アポロ七～一七号の乗組員二四名が六～一二日間の宇宙飛行によってどんな変化が起きたのであろうか？　それを以下に示す。心臓が一回ドキッと鼓動したときに押し

表1　長期ベッドレストの人体に及ぼす影響（Sandler）

1．循　環　器　系
　(1) 安静時および運動時の心拍数の増大
　(2) 心容量の減少
　(3) 1回拍出量の減少
　(4) 起立耐性の低下
　(5) 最大酸素摂取量の減少
　(6) 加速度耐性の低下
　(7) 血漿量、全血量の減少
　(8) 造血機能低下と赤血球の減少
2．骨　代　謝
　(1) 尿中Ca排泄の増大
　(2) 骨の脱灰(N、P、Caが1か月につき0.5%の率で減少)
　(3) 骨軟化→骨折の可能性の増大
3．筋　系
　(1) 萎縮
　(2) 筋の脂肪による置換
4．内　分　泌　系
　(1) ACTHの増加
　(2) 副腎皮質ホルモンの減少
　(3) 血漿インスリン濃度の上昇(活性度低下)
　(4) 成長ホルモンの増大
　(5) ノルエピネフリンの減少(エピネフリンは不変)

出される血液量のことを一回拍出量というが、これが減少する。しかし、人体は一定量の血液を必要とするから、量の減った分を補うために拍動数を増やすことになる。

　また、収縮期血圧（最大血圧）が低下し、脳圧も低下する。このため、収縮と拡張をくり返して血流の循環のバランスをとっている血管の運動性を低下させ、急に立ちあがった時等に脳貧血を起こすことになる。これが〝起立耐性の低下〟と呼ばれるものである。近年の子どもにみられる朝礼の際に立っていられない現象は同一のものとみられている。

　ベッド・レストの実験によれば、循環器への影響としてスタミナの目安である〝最大酸素摂取量〟

も減少すると報告されている。さらに造血機能低下や赤血球、血漿の減少もみられるとされている。サルティーンという生理学者の報告によれば三週間のベッド・レストにより心容量が一一％も減少したとしている。このように動かない状態がつづくと人体の循環機能に多大な悪影響を及ぼすことになる。

運動不足への弊害は筋骨格系にも及ぶ。筋肉の萎縮がまずみられる。これはスキーで骨折した経験のある人は先刻ご承知のはずである。ギブスでの固定により不使用になってしまったほうの足は、ギブスを外すと細くなっていたであろう。〝不用性萎縮〟というわけである。また、筋肉に置き換わる形で脂肪がついてしまう。外観はスマートでも、筋肉ではなく脂肪が付着すれば「肥満」である。肥満といえば、すぐに太っている人を思い浮かべがちであるが決してそれだけではない。スマートに見えても肥満である人の多いこと、そして肥満は現在、立派な？病気であることを認識しておいて欲しい。

骨への影響については、宇宙飛行の一二週間に、四％の灰分が失われたと報告されている。いわゆる〝脱灰〟であり、骨からカルシウムやリンが失われてしまったことであり、骨が脆弱化したことを意味する。

骨代謝への影響は、これから本格化するであろう、わが国の高齢社会を考えると、あたらおろそかにできない問題である。何故なら、運動不足は骨を脆くし、高齢者に多くみられる「骨粗鬆症」

座業的な人		活動的な人
高い	神経・筋の緊張	低い
高い	絶対的・相対的な体重	低い
高い	脈拍数	低い
低い	副腎皮質の予備力	高い
低い	筋力	高い
低い	筋の柔軟性	高い
低い	肺活量	高い
低い	疲労水準	高い
早い	老化	遅い

図２　座業的な人と身体的に活動的な人の比較
（運動不足病：ベースボールマガジン社）

との関係が深いからである。この病気は骨の強度がきわめて弱くなり、ちょっとしたことで骨折しやすくなるため、そのまま〝寝たきり〟になる危険性が高くなる。

このように運動不足は人間の生理を大きく歪め、「運動不足病」という言葉さえ使われるようになった。

3　運動不足病

「運動不足病」という言葉が最初に使用されたのは一九六一年、アメリカで出版された一冊の本であった。この本のタイトルには、こう表示してある。HYPO-KINETIC DISEASES—Diseases produced by lack of exercise—HYPOはギリシア語の「不足」を、KINETICは英語で「運動」であり、DISEASESは病気であるから、文字通り運動不足病である。サブタイトルは〝運動の不足によって生ずる病気〟とある。この本で筆者は運動不足病を次のように定義している。〝身体的な不活動によって誘発された身体的および精神的障害の全体〟とし、具体的には、循環器系、筋骨格系、精神系の疾患をあげている。

しかしながら、運動不足病には前史があった。一九五三年に西ドイツで出版された『マネージャー病―死因と予防』である。この本は血液循環障害がマネージャー、すなわち管理的職業の人に多いことを示し、その原因と予防法について記したものである。だが、これにも前史がある。すなわち一九四〇年、同じくドイツで『Zivilizations-schäden on Menschem』が出版されている。〝文明障害〟として動脈硬化や高血圧をあげ、肉体労働者には少なく精神労働の多い人に高いと指摘している。ヒットラーが欧州を制圧しつつある時に、このような出版物のあったことに、ある種の感銘を覚える。

マネージャー病にせよ、文明障害にせよ、運動不足病と軌を一にしたものであることが理解できる。そして一九六八年にアメリカで出版された『エアロビクス』は空前のベストセラーとなった。著者のクーパー博士は時の人となった。この本の最初の小見出しは〝課題―運動不足の克服〟である。彼は自信たっぷりと次のように記している。〝私は、もし読者が、ェアロビクスを、この本に書いてある点数表や規則にしたがって適切に実施するならば、冠状動脈疾患やそれと関係がある他の血管障害の発病を少なくさせることができると考えている。エアロビクスによって恩恵をこうむった人びとのなかには、糖尿病患者、胃潰瘍患者、肺疾患者、関節炎患者やリューマチ熱、高血圧、先天性心臓疾患者、不整脈から冠状動脈障害にいたる心臓循環器系の病気をもった人たちがたくさ

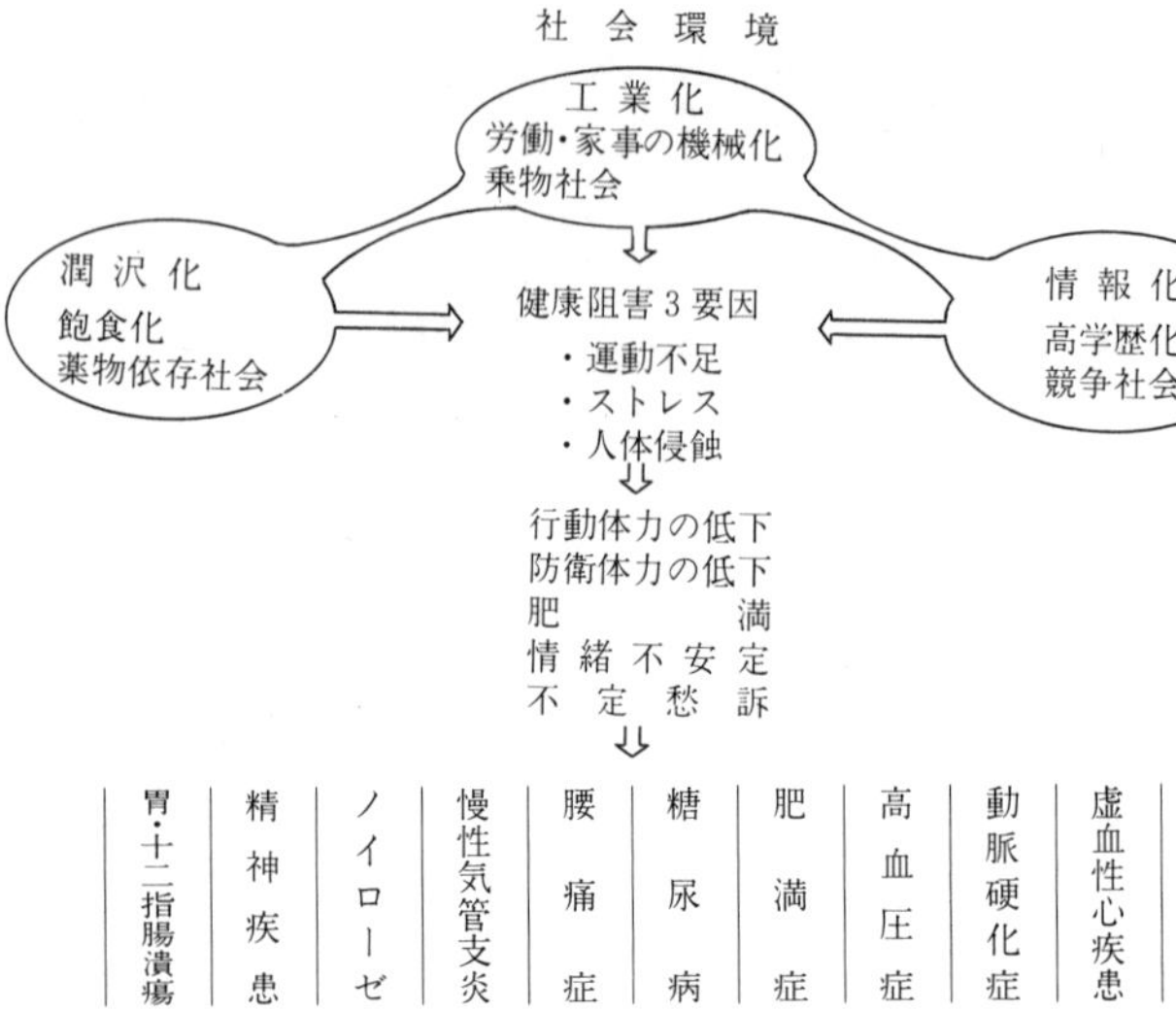

図3　社会変化と健康阻害（青木）

んいた。また、病名を決めることは難しいが、その症状の明白な心理的な抑うつ症の人もいた〟。

ひるがえって日本ではどうか。ようやく一九七五年に日本学術会議国民生活特別委員会報告として出版された『体力科学からみた健康問題』のなかで、次の疾患を運動不足病としてあげている。

①心臓血管系疾患
②高血圧症
③糖尿病
④肥満
⑤胃・十二指腸潰瘍
⑥腰痛・背痛
⑦筋肉の緊張・弱化

悪性新生物を除いた成人病の大半が、ここにあげられているばかりではなく、肥満があり、精神的ストレスときわめて相関の強いといわれている胃・十二指腸潰瘍、そして筋骨格系の病気である腰痛、背痛までが含まれていることを忘れてはならない。最近では、動脈硬化症、ノイローゼ、自律神経不安定症候群も運動不足病として捉えられるようになっている。

４　運動と健康

近代社会を形成してきたものは思想でもなく、イデオロギーでもなかった。インダストリアリズム（工業化）こそが時代をつくってきたといえる。このおかげで生産性は飛躍的に上昇し、工業化社会に住む人々は豊かさを甘受した。

世の中は「潤沢化」した。現代の人びとはブランド商品を身にまとい、個室をもち車をもち、かつては考えられなかった豊かさと共に生きている。しかし、その一方で、工業化、情報化、潤沢化による健康阻害要因をも甘受している。すなわち運動不足、ストレス、人体侵蝕の三つである。栄養の過剰摂取、栄養の偏り、酒、タバコ、コーヒーといった嗜好品、シンナー遊びからモルヒネまでの麻薬、性倒錯によるエイズの発生等々、人びとは豊かさに飽き新たな刺激を求めている。そして自らの身体を自らの手で蝕みながら、その事実に目をそらしている。

さらには、〝テクノ・ストレス〟といわれるように情報化社会は常に新しいソフトを要求し、仮借なく現代人を攻め立てている。良心の呵責を許さない競争の原理が支配しつつあるようにみえる。そして、また現代の人びとは運動の基本ともいえる〝歩く〟ことすら失いつつある。ドアー・ツー・ドアーは当たり前のことになりつつある。〝遠足〟はとっくの昔にバスに代わっている。階段もエレベータかエスカレータに代替している。家の中のテレビでさえ、座したままでチャンネルの切り替えができるようになっている。まさに一日中〝座りっ放し〟(セデンタリー)の生活になっている。こうして現代人は〝脆弱化したこころと身体の持主〟になってしまっている。

そこで問題は運動がWHOのいう〝精神的、身体的、そして社会的に良好な状態(Well being)〟に現代人を復帰させるのに、どれだけの役割を果たせるかにある。運動不足、ストレス、人体侵蝕にどんな好影響を与えられるかである。当然のことながら運動不足に対しては運動充足として対応できよう。ストレスに対しては、かなりの役割を果たすことがすでに確かめられている。ウォーキングやランニングを情緒障害者に提供することによって効果をあげている事例は多い。また、運動のトランキライザー的効果も示されている。日本には古来より〝動中の工夫は静中の工夫に優れり〟という諺がある。悩んだとき、迷ったときなどには座しているのではなく、動け。さすれば妙案が浮かぶというわけである。このようにストレスに対する効果は高いといえる。

人体侵蝕に対して運動は効果を発揮するのであろうか。脂肪という侵蝕に対しては効力を発揮するものの、エイズに対する抵抗力が高まるとはいえないし、麻薬等による中毒性疾患に運動が効果を発揮するという知見も得られていない。このように、すでに侵蝕された身体に対して運動は、何らの力を持ち得ないといえる。しかしながら、潤沢化による新たな刺激手段の代替機能を運動が部分的ではあるが持っている。ハイな気分は酒や麻薬ではなくスポーツでも持ち得る。高揚感、満足感、達成感、成就感、そして自己表現をスポーツは有している。

II　トータル・フィットネス――世界の潮流

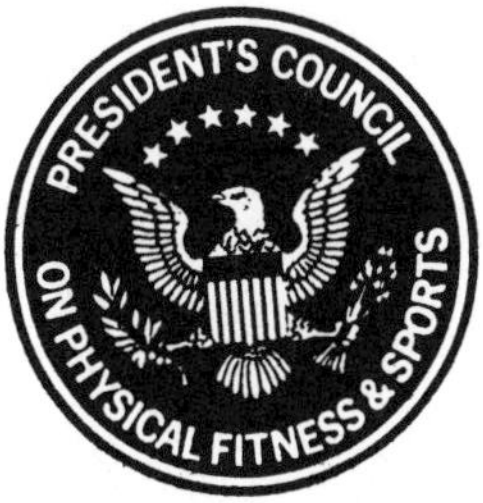

図4　大統領体力・スポーツ審議会のマーク

1　フィジカル・フィットネス

「フィットネス」という言葉が世の注目を集めるようになったのは一九五四年のことであった。この年、大統領布告によりPresident's Council on Physical Fitness and Sports for Youth（青少年の体力とスポーツに関する審議会）が設立されたことによる。この組織は、一九六二年ケネディ大統領の時に、対象を青少年から一般にひろげている。ケネディ大統領は、Soft American（軟弱なアメリカ人）とアメリカ人の体力低下を嘆いている。

さて、一九五六年に前述の、しかも大統領直属の機関が設置されたのには、それなりの理由がある。いまや古典的ともいえるテストになっているかもしれないが、クラウス・ウェーバー・テストによるアメリカ青少年の極立った不合格率であった。このテストには〝必要最低限の筋肉適性をみるため〟というサブタイトルがついており、六種目からなる主に腰背筋の筋力及び柔軟性をみるものであったが、アメリカの青少年のほぼ二人に一人は、全種目をクリアーできなかった。オーストリア、イタリア、スイスで同じテストが行なわれたが不合格率は八〜九％であった。この結果はソ連にスプートニクを先に打ち上げられたショックと共にアメリカにおける戦後の二大ショックとされている。前出の青少年体力審議会メンバーをホワイトハウスに招集して、時の大統領ニクソンは次のような演説をしている。〝適切なフィジカル・フィットネス・プログラムの目的を一言でいえば参加、すなわち、アメリカのすべての少年少女が、ある種の健康的なレクリエーションや身体的活動に参加するということに要約できる。われわれの関心は、競技者ではなく、普通の身体的能力をもった少年少女たちである〟。

このようにアメリカにおいてフィジカル・フィットネスという言葉が社会でよく使われるようになったのは一九六〇年を前後とする年代であった。運動不足の弊害が顕在化されたのが、この頃であったと言い換えてもよい。

一九六八年、アメリカ全土を巻き込んだといっても決してオーバーとはいえない書物が出版された。前記『エアロビクス』である。この一冊の本によりアメリカのフィットネス界は一気に盛りあがりを示していった。まず起こったのがジョギング・ブームであった。次から次へとジョギング、ランニングの本が出版された。次いでエアロビクス・ダンスが女性層を中心に爆発的に拡大していった。男性はランニング・パンツ、女性はレオタードがフィットネスの制服になったかのようであった。そうならざるを得ない事情がアメリカにあった。当時のアメリカ人のおよそ三〇％が肥満であり、死亡の五五％は心臓血管系の死であった。その両方にエアロビクスは効果があると科学的に示され、具体的なプログラムまでが示されたのだから、その著者クーパー博士は一夜にしてアメリカ一の著名人になってしまった。

次いで生まれたのがストレッチングであり、ウォーキングであった。この二つは運動のやり過ぎを警告するものと位置づけることもできる。いずれにせよ、フィジカル・フィットネスの名のもとに、エアロビクス、ストレッチングの具体的なプログラムを示してくれたのはアメリカであった。

2　ゴールデン・プラン

一九六〇年に西ドイツの〝ドイツオリンピック協会〟より発表された「ゴールデン・プラン」は、先進諸国の賛同と驚嘆の拍手で迎えられた。このプランは、健康・プレー・保養のためのスポーツ施設を一五年間で計画的に建設しようというものであった。第二次世界大戦によるスポーツ施設の破壊を復興させようとの意見があったのは事実ではあるが、このプランの特徴は次のことにある。

すなわち、〝増加しつつある文明病による障害に対する効果的な対抗手段はプレー、スポーツ、運動の充分な提供であるとの認識であり、国民の健康という観点は、ゴールデン・プランにまとめられている提案の決定的な論拠である〟。オリンピック協会の提案にもかかわらず、金メダルを狙おうとか、競技力の向上を図ろう等々の言葉はどこを探しても見つからないのである。

ゴールデン・プラン覚書は次のように記している。〝就学前、就学時の子どもの慢性的疾患率はおよそ五〇％にのぼっている。商人の療養必要者数は、ここ五年間に一八％から三三％に高まっている。完全雇用だというのに今日、有職者の三分の二は定年前平均一〇年前に退職している。農業人口の六〇％が療養を必要としている。疾患は主に冠状動脈疾患と筋骨格系に多い。五〇歳でも三〇歳でも同じである。心臓循環器系による死亡率はおよそ四〇％に達している〟。運動不足病の弊害が全年齢層にわたっていることを述べているわけである。

また、その必要性を本質的に主唱しているのは運動の権威者ではなく医師達であるとし、ケルン医科大学学長の言葉を引用している。〝機械化、自動化、現代化のいちじるしい増加により、全年代層において心臓および循環器系の疾患は非常な増加を示すであろう。運動不足が増加する結果としての現代生活様式は精神的、神経的に負担を重くし、心臓および循環器の疾患により経済的な損失をしているのである。心臓というものは本来、肉体的に負担をかけられて然るべきなのである。

運動、遊技、スポーツは予防しうる可能性の範囲内では非常に高い位置を占めている。根本的な問題とすべきことは、治療ということではなく自然的状態の回復である。もし、人びとがスポーツを持っていないとしたら、スポーツを重要な、そして現代人の問題であることを認めなければならない。個人個人に合うように調節されたスポーツは、すべての年代層に有用なものであり、肉体的にも精神的にも活力を高め、緊張をほぐし、喜びと満足を大いにもたらすのである〟。

表2　ゴールデン・プランによる成果

スポーツ広場	33,200ヶ所
スポーツホール	21,800ヶ所
屋内プール	2,960ヶ所
屋外プール	1,300ヶ所
子供の遊び場	33,800ヶ所

(21世紀を目指したスポーツ健康づくり活動に関する調査研究報告書：日本システム開発研究所)

少々引用が長くなってしまったが、現代でも立派に通用する、スポーツ施設の必要性と共に運動不足による健康破壊に対する警告とも受けとれるのである。時を同じくして西ドイツスポーツ連盟は〝第二の道〟を出発させている。〝第一の道〟をトップスポーツ選手養成とし、第二の道を大衆スポーツとして据え、一〇〇年の伝統を誇るスポーツ・クラブに、その門戸の開放を迫るものであった。健康危機回避と大衆スポーツの推奨が二一世紀に備える重要な課題として位置づけられたのである。ヒットラーの亡霊にまとわりつかれていた西ドイツの放った大ヒットともいえる。これを機に、ノルウェー、スウェーデン、イギリスとヨーロッパの各国が一勢にスポーツの大衆化路線を国家的施策として打ち出していったのは、その何よりもの証拠になる。

3 トリム・ムーブメント

スポーツの概念を従来の競技スポーツから大衆スポーツへと枠を広げ、そこに楽しさや幸福感という考えを取り入れた路線は北欧の国、ノルウェーから出発した。この時、同国は新しいシンボルとモットーを全面に押し立てスポーツ参加を国民にアピールすることにした。それが〝トリム〟である。トリムは活気、楽しさ、幸福感を満たしてくれる身体活動の総称であり、同国のスポーツの新しい門出を祝うネーミングでもあった。一九六七年に、このキャンペーンが全土で展開された。現代的な市場開発手法が取り入れられ、あくまで楽しさを追求する広範な広報活動が行なわれた。その一方で多くの事業が展開され、オリエンテーリング、ジョギング、ファミリー・スキーといったスポーツが大きく浮上した。キャンペーンを始めて二年後の一九六九年、ノルウェーの首都オスロに欧州数カ国のスポーツ高級実務者が集まった。第一回トリム会議であった。この余波は大きく、トリムはたちまち全欧に拡大していった。

ゴールデン・プランを軌道に載せつつあった西ドイツがトリムにまず飛びついた。〝トリミー〟と

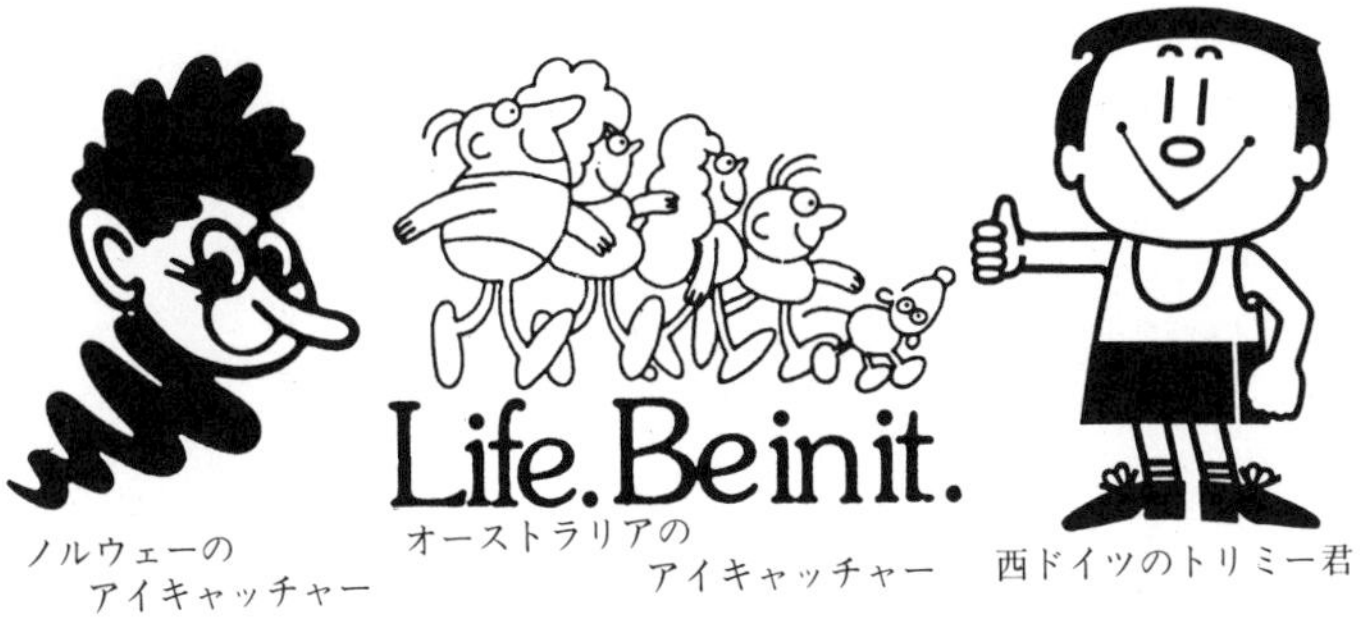
Life. Be in it.
ノルウェーの
アイキャッチャー
オーストラリアの
アイキャッチャー
西ドイツのトリミー君

図５　トリム・ムーブメントのシンボルマーク

いう愛称の人形をつくった。楽しさ、効率さ、幸福さを込めたシンボルマークであった。マスメディアを動員してキャンペーンが圧倒的な勢いで行なわれた。四〇〇万枚のパンフレット、一〇〇万枚のポスター、一〇〇〇万枚のカード、八〇〇〇万枚のガラスマット、二〇〇の新聞、二五〇万部の雑誌、五〇〇〇台の宣伝カーといった具合である。七カ月後の調査では国民の六〇%がトリムを知っているとわかった。かつてこれほど成功したキャンペーンはないといわれた。

第二回のトリム会議はオランダで開催された。すなわちオランダもトリム運動に加担した。スイスも加わった。フィンランドも、そしてポーランド、チェコといった国々もトリムを合言葉に大衆スポーツ、健康スポーツの普及に乗り出していったのである。

ヨーロッパで生まれたトリム、アメリカで生まれたフィットネス。この二つの合流が一九七三年に西ドイツで開かれた国際トリム・フィットネス会議である。先進工業国一九カ国の参加であった。日本も初めて参加し、翌年からキャンペーンが始まっている。現在でも、トリムの名のもとに健康、体力づくりの行事等がなされているが、その時の成果が引きつがれていることになる。一九七五年にこの会議は大西洋を初めて越えてアメリカで開かれている。このようにしてトリム・ムーブメントは先進工業国を巻き込んでいった。カナダではパティシパクション（参加運動）、オーストラリアではライフ・ビ・インイット（活気ある生活へ）、ニュージーランドではハブ・ア・ゴー（何か一つ）、ベルギーではスポーツプラス、デンマークはトリム、イギリスはカム・アライブ等々である。日本では体力つくり国民運動であった。

このようにして、一九六〇年代の終了から一九七〇年代の初頭にかけて各国のスポーツ事情は一変していったのである。スポーツの革命、スポーツ界の新潮流が起きたのである。スポーツに新しい期待がもたれたわけである。

4　スポーツ・フォー・オール

一九七五年四月、欧州評議会のスポーツ担当大臣会議に出席した一七カ国の代表は、満場一致で「欧州みんなのスポーツ憲章」を可決した。スポーツの新しい時代が始まったのである。みんなのスポーツ憲章は、七条から成っているが、その第一条では、〝人はみな、スポーツ参加の権利をもつ〟として、みんなのスポーツの目的を〝退化から人類を救い、生き残りの防衛戦線を張り、誰にでも可能で必要な身心の力を保証する〃とし、スポーツを政策として位置づけることを欧州各国に勧告したのである。

この憲章の背景説明の中で、スポーツが現代社会にとって、どんな意味づけを持っているのかを明確に示している。その要点を次に記してみよう。

①第二次世界大戦後、先進工業国における疾病構造が変化し、心臓血管系による死亡率が大変に高くなってきた。これらの予防医学、治療医学の見地から身体活動が重要な役割を果たしていることに疑いの余地がなくなった。さらに、ストレス、喫煙、飲酒、食べ過ぎといった悪習慣を軽減するうえでも好影響を与える。

②犯罪と異常性格の研究によれば、スポーツとの相関性を否定することはできない。スポーツによって危険や身体的接触を経験させることが身体的攻撃性に対して打解の道を拓くことになり、この準備がなされていない社会は主要な点が欠落しているといわざるを得ない。

③自由時間の増加が一段と加速されることになろうが、その充足活動としてスポーツが促進されるのは自然で必要な帰結である。

④都市化の進展にともない、多くの人びとは生まれ育った地域を離れ、市街地は区画化され次々と高層化されている。この結果、かつてのコミュニティは崩壊し、人びとは接触する機会を失いつつある。この状況下でスポーツは人間的きずなの輪を拡げ、それへの参加が経験交換の場となり得よ

表3　みんなのスポーツに関する各国の動き（青木．1990）

年	事　　　項
1954	・大統領青少年体力審議会の設置(アメリカ)
1958	・青少年スポーツの設置(フランス) ・体育局の設置(日本)
1959	・ゴールデンプラン第1次覚書(西ドイツ)
1960	・第二の道運動開始(西ドイツ) ・ウォルフェンデン・レポート発表(イギリス)
1961	・スポーツ振興法の公布(日本) ・大統領体力スポーツ審議会の設置(アメリカ)
1963	・体育法の公布(スペイン)
1964	・国民健康・体力増強対策の閣議決定(日本)
1966	・ニエミ委員会設置(フィンランド) ・体育とスポーツに関するヨーロッパ協力の基本方針宣言(欧州会議)
1967	・トリム15年計画の発表(ノルウェー)
1968	・ブリューゲレポート発表(欧州会議)
1969	・トリム・イン・ヨーロッパ会議の開催(ノルウェー)
1969	・ＫＯＭ運動(食物と運動)開始(スウェーデン)
1970	・みんなのスポーツ、ヨーロッパ会議の開催(欧州会議) ・スポーツプラス運動開始(ベルギー) ・スポーツ10年計画の発表(イギリス)
1971	・クリヤリングハウスの設置(欧州会議) ・参加運動開始(カナダ)
1972	・スポーツカウンセルの設置(イギリス) ・スポーツと自由時間会議の開催(ソ連) ・スウェーデン・イン・トリム計画発表(スウェーデン)
1973	・トリム・フィットネス会議の開催(西ドイツ) ・トリムの日制定(オランダ)
1974	・みんなのスポーツ日制定(フランス)
1975	・ヨーロッパみんなのスポーツ憲章の採択勧告(欧州会議) ・体育・スポーツ振興法の公布(フランス)
1976	・青少年教育における体育・スポーツに関する担当大臣会議の開催(ユネスコ) ・ライフ・ビー・イン・イット運動開始(オーストラリア) ・みんなの日制定(イギリス)
1977	・第1回体育・スポーツ暫定政府間会議の開催(ユネスコ)

う。

⑤工業化の促進により労務形態は孤独で、部分的で単純化してきている。この結果、働く人は労働する喜びを失い「人間疎外」が生まれている。これに都市化にともなう「孤独」が加わり、個人の意識確立への選択にははなはだしい制約が生じている。この対応策としてスポーツを通しての「自己表現」が重要であるとの意見が台頭してきている。人はスポーツする中で、何ができるかを発見し、示すことによって自分を表現することができよう。

疾病構造の変化と運動との関係

はすでに本書でも記しているので省略するが、大切なポイントは「孤独」と「人間疎外」に関わる問題である。それがテニスやスキーをするといったスポーツ活動であれ、アスレチック・クラブで泳いだり、自転車をこいだりするフィットネス活動であるにせよ、身体を動かすということには人間の精神とこころに関する部分が多いということである。無名の市民ランナーがフルマラソンを五時間かけて完走したとする。それは四二・一九五㎞を走り抜けたことではあるが、同時にそれは彼の全き自己表現なのでもある。彼の生きてきた証であり、存在証明なのである。スポーツを自己表現のひとつとして位置づけたい。

III　トータル・フィットネス—日本の現実

1　遊びを忘れた子どもたち

子どもの身体がおかしくなっているのでないかとの指摘が一九七〇年代に入ってから多くなってきている。おかしくなっているとはどういうことか幾つかの調査がなされているが、それらに共通しているのは以下に示すような項目である。

①朝からアクビ
②背中グニャ
③朝礼でバタン
④足裏が使えない
⑤腹のでっぱり
⑥すぐ骨折
⑦ころんだとき手が出ない
⑧授業中トロン
⑨懸垂ができない
⑩休み時間中ボーッ

この他、アレルギー、貧血、鼻血といった生理的変化や木に登れないとか、ボールが目に当たる等の運動機能の異常が報告されている。このため、小・中学校で体力づくりをするようにとの指導がなされているが、問題はそんなに生やさしいものではない。オーバーな表現と受けとめられるかもしれないが「人類の危機」である。生体の機序が幼いうちに正常な発達を阻害されているのではないのか。女子に多い「過呼吸」などはその典型であると考えられる。

その一方で、子どもたちはスポーツに熱中している（させられている）。野球、サッカー、体操、水泳等にみられる今日のシステムは競技的スポーツに組み込まれたといってよい。監督やコーチの指示のもとに練習計画がつくられ技術指導がなされる。ヘタな選手は早々に〝ベンチ・ウォーマー〟になってしまう。日曜日だというのに朝六時に集合させられ昼食をはさんで夕方の六時まで、細かな点に至るまで管理されたスポーツ活動のどこに楽しさを求めたらよいのであろうか。子どもの頭にあるのは〝レギュラーになりたい〟ことだけである。レギュラーになれる人数は限定されてしまうから、子どものスポーツの世界でも〝落ちこぼれ〟が出てくる。

さらには「塾」がある。子どもたちの半数は塾に通っているとみてよい。しかも大半は週に二日である。家に帰ればTVかファミコン・ゲームとなる。あるいはマンガを読むことである。このようにして現代の子どもたちは管理されたスポーツの世界にいるか、家にいてTVか勉強をするかに二極化されている。総じて、戸外で元気に遊ぶことが減ってしまっているわけである。

一四、五年前のことであるが「右向け右」の動作を一回でなく二回にしてよいと文部省が指導の手引を改めたというニュースを読んだことがある。また、駆け足中に〝止まれ〟の号令をかけられてもピタッと止まれない、大抵の子どもは前の子どもにぶつかってしまうともいう。このような子どもの身体変調は、二一世紀の悪しき前兆である。人類がその成長の後半で得たであろう手足の自由による脳の発達に重大な影響を与えないかと危惧されるからである。いま、駐車場の代わりに遊び場を、高層ビルにはフリースペースを、公園の中に自由広場を用意しておこうではないか。日本版ゴールデン・プランが実施されなければならない。子どもの命が輝き身体が踊るのは〝遊び〟である。その場を確保することをせずに体力つくりやスポーツを強要するのは寝たきり老人に起きろ！というに等しい。

2　落ちこむ青年の体力と気力

最新のデータによると、一九歳の身長は男一七一・五cm、女一五八・六cmである。男は一m七〇、女は一m六〇が当たり前ということである。明治時代の後期は、同年代の男が一m六〇、女は一m四九であったから、約九〇年間で男は一一cm、女は一〇cm身長が伸びたことになる。若者の間では男は一m八〇、女は一m六五を越えると〝大きい〟というそうであるから、日本人の体格は経済成長と共に成長してきたわけである。体重はどうかというと、現代の一九歳の男が六二・〇kg、女が五一・三kgであるから、明治の後期と比較すると男は約一二kg、女は約四kgの増となる。まさに成長著しいのである。

問題は、体位の向上にともなって体力もよくなったかであるが、残念ながら答えはノーである。昭和三九年から文部省が体力・運動能力の調査結果を発表しているが、その昭和五一年度と平成一二年度の一九歳男女を比較してみると、比較可能な四種目のうち、良くなったのは一種目もない。表4の（　）内は女を示しているが、同じ結果となっている。総じて体力は落ちこんでいる。筋

表4　運動能力調査（19歳）─25年間の推移（文部科学省）

		昭和51年度	平成12年度
50　m　走	（秒）	7.30（　8.80）	7.40（　9.16）
持　久　走	（秒）	361.00（291.60）	396.79（300.85）
握　　　力	（kg）	45.80（ 30.30）	44.02（ 27.39）
ハンドボール投げ	（m）	28.90（ 17.10）	26.75（ 14.80）

（　）は女子

力、持久力、柔軟性の三種目の落ちこみが目立っている。この三つは、〃体力の三要素〃といってよい。現代の青年が優れているのは、チョコマカと巧みに動きまわる能力ということになる。

しかも、この体力は一七〜一九歳がピークとなり、大学生のころは早くも下降現象にうつってしまう。東京オリンピックの開催（昭和三九年）は日本スポーツ界ばかりか日本の大転換期であり、豊かさの始まった時代といえる。その時代と共に育った現代の青年は総体的な体力の低下を示しているのである。落ちこんでいるのは体力ばかりではない。気力の落ちこみも顕著である。

「世界青年意識調査」で日本の青年の無気力さが浮きぼりにされている。この調査はアメリカ、西ドイツ、イギリス、東ドイツ、フランス等の十一カ国の比較で実施されているが、〃国のためなら自分自身を犠牲にする〃とか〃社会に不満があるなら行動する〃といった積極的姿勢を示す項目に対して十一カ国中、最低なのが日本の青年である。暮らし方についても〝社会のために尽くす〟は下から二番である。親の扶養についても同様で〝どんなことにしても親を養う〟も下から二番目である。

現代日本の若者が他の国と比べてトップだった項目は〝経済的に豊かになる〟である。社会に対する満足度は中位であった。この調査の分析にあたった総務庁青少年対策本部が〝現状肯定的で社会的関心に乏しく無気力〟と厳しい採点をしているなど現代青年は活力に欠けているのである。最近のことであるが、鏡の売れゆきが急激によくなっているというニュースを読んだことがある。若者たちがオシャレのために競って買うためであるとの解説があった。その親ですら自分の〝子どものことが分からない〟と悲観的であり、その理由として「人間性の喪失」をあげている（日本団塊の世代の意識調査）。東欧に起こった、自由を求め国を愛するが故の改革の主役は青年であったのと対照的である。体力どころか気力にも欠ける。その若者の双肩に日本を委ねなければならない時代が目前に迫りつつある。

3　疲れている中年

労働省が最近発表した調査によると働く人の三〇代、四〇代から身体の不調が多くなってくることが分かる。特に目立つのが〝動悸、息ぎれ〟〝心臓部痛、不整脈〟〝肩・首のこり〟〝背中・腰の痛み〟〝皮膚のかゆみ・湿疹〟〝身体全体の脱力感〟である。よく〝ガックリ年齢〟というが、これは本当で文部省の体力運動能力調査報告によれば男は四二歳、女は三八歳で事実ガックリと体力得点が下がる。もう若くはないのである。その総体的現象が、身体と精神の疲労である。三〇代、四〇代は五人のうち四人までは何らかの疲労を感じているのである。

疲労を感じているのは働いている人だけではない。中年の主婦も疲れている。三人のうち二人が〝疲労感あり〟で、具体的には〝肩こり〟〝頭痛〟の二つを代表的愁訴としてあげている。ストレスも同じように三人のうち二人があるとし、〝子どもの教育問題〟〝家計のやりくり〟〝育児〟とある。三〇～四〇代が主婦として最も多忙な時期だけに疲労やストレスがたまり、多忙ゆえに健康診断を受けない人が六〇％を上回っている。

このような疲労やストレスが実は死因にも関係してくる。ここで問題にするのはフィットネスと関係がある循環器や代謝系の疾患ではない。「自殺」である。男二九～三九歳の死因のトップは、この自殺であるのをご存知だろうか。四〇歳から五四歳までは第二位である。女も二〇～二九歳は第一位で、三〇歳から四九歳までは第二位である。自殺は、かつては青年期に特有の死とされていたのだが、そうではなくなってきているのである。ある調査によれば最もストレスの高いのは三〇代、四〇代の課長さんとある。〝特に四〇歳代では、職場だけでなく、家庭で子どもの進学問題や住宅ローンなどをかかえてストレスがたまっている〟と説明している。

ストレスや疲労がたまっているのは課長だけではない。企業のトップもそうである。彼らを襲う

表5　自覚症状の有無及び症状の種類別労働者割合(%)

自覚症状の有無・症状の種類	平成9年			平成4年
		男性	女性	
合　　計	100.0	100.0	100.0	100.0
●自覚症状あり	83.7	81.7	87.3	81.5
動悸、息切れ	8.2	9.0	6.8	7.5
心臓部痛、不整脈	5.1	5.8	3.9	5.6
歯、歯ぐきの痛み・出血	16.2	18.3	12.7	***
吐き気、むかつき、胃痛	19.0	20.3	16.9	17.9
下痢、便秘、腹痛	22.0	18.8	27.2	23.2
せき、息苦しさ、呼吸難	5.1	5.9	3.8	5.8
喉の痛み	5.1	5.3	4.9	***
目のかすみ・疲れ	44.1	42.3	47.2	44.2
めまい、耳鳴り	9.0	8.3	10.2	9.3
手足のけいれん・しびれ	5.9	6.0	5.7	5.4
肩、腕、首すじのこり・痛み	51.9	44.9	63.6	47.7
腰の痛み	39.9	42.2	36.1	37.0
皮膚のかゆみ、湿疹	13.7	13.1	14.7	12.7
頻尿、残尿感	4.7	6.0	2.6	4.6
頭痛	16.8	13.5	22.3	15.8
身体全体の脱力感	10.6	11.9	8.4	11.5
不眠	6.4	6.1	6.8	6.3
生理不順	3.7	−	10.0	3.8
視力低下	26.3	27.3	24.8	24.8
食欲不振	3.7	4.2	2.8	3.7
その他	2.1	2.0	2.3	2.5
●自覚症状なし	16.3	18.3	12.7	18.5

(注)　1）症状の種類は自覚症状ありを100とした、複数回答である。
　　　2）表中***を付したものは平成4年調査で調査項目としていなかったものである。

(労働者の健康状況調査　1997年)

のは「突然死」である。この突然死で断トツなのが「心不全」である。平均年齢が男は七五歳というこの日本で、その一五〜二五年も早く死んでいる企業のトップは半年間で八〇人を越えたという報告もある。事実、トップは多忙である。「社長の激務度」という調査がなされているが、これによると二二名の社長の出張日数は年間八〇日に及んでいる。しかも、そのうち海外が三〇日である。そして平日、家にいる時間は一〇時間に満たない。夜一〇時半に帰宅して朝八時には家を出る。家は寝るだけである。

一九六〇年の中頃が「第一次ストレス時代」といわれ、現代は「第二次ストレス時代」といわれている。第一次は東京オリンピックを前後とした時期で経済が大きく成長した時代である。このため主としてオーバーワークや飲み過ぎによる高血圧、胃カイヨウが多かった。しかし、現代は低成長期にあり、しかも国際化、過激な競争化、管理化そしてテクノ化と世の中が複雑になり、精神的ストレスの占める割合が高くなっている。このような大きな社会変動が家庭にも影響を及ぼし、離婚率はこの一〇年に大幅に増えてきている。しかも中年カップルに率が高い。豊かさを享受したにもかかわらず、人間の心が豊かになったという実感を現代人は持っていない。

4　老後に待つものは

二一世紀を迎えた今日、「高齢社会」がいよいよ現実化しつつある。六五歳以上の人を高齢者と呼ぶとすると、その人口は現在の二、二〇〇万人から三〇年後には三、四〇〇万人へと一、二〇〇万も増えることになる。日本でもっとも大きい都道府県である東京都の人口が、全部そのまま六五歳以上の人の増加ということになる。およそ日本人の三・五人に一人が高齢者ということになる。地域によっては三人に一人の高齢者ということもあり得る。そんな時代は日本の歴史上なかったことなので、一体全体どんな社会になるのか予想もつかないでいる。しかも高齢化の波は戦後わずか五〇年後である。欧米にも例をみない事例である。

もし現状のまま事態が推移するとすれば、一時期に未来学者が描いたバラ色の世界にならないことだけは確かである。高齢社会ということは、高齢者自体の問題とともに、それが社会に及ぼす影響力の二面性をもっている。高齢者自体の問題を、ここでは取りあげてみよう。今日、高齢者のおよそ五%が、〝寝たきり老人〟であり、さらに五%が〝呆け老人〟である。高齢者が増えれば、その分だけ寝たきり老人と呆け老人が増えるようになる。その数は推計によれば二〇〇〇年で各一一三万人、一一八万人である。二二〇〇万人を越える高齢者が寝たきりと呆けになってしまうのである。二〇二五年には各々二〇一万人、二二二万人で四二〇万人を越えてしまう。これは大変なことである。加えて、リハビリテーション中であるとする高齢者も倍加するであろう。

加えて近年の「骨粗鬆症」という病気に関心が高まっている。高齢者の婦人に多いのが特徴であるが、骨がもろくなる病気である。いくつかの原因が考えられているが、ひとつには運動不足があ

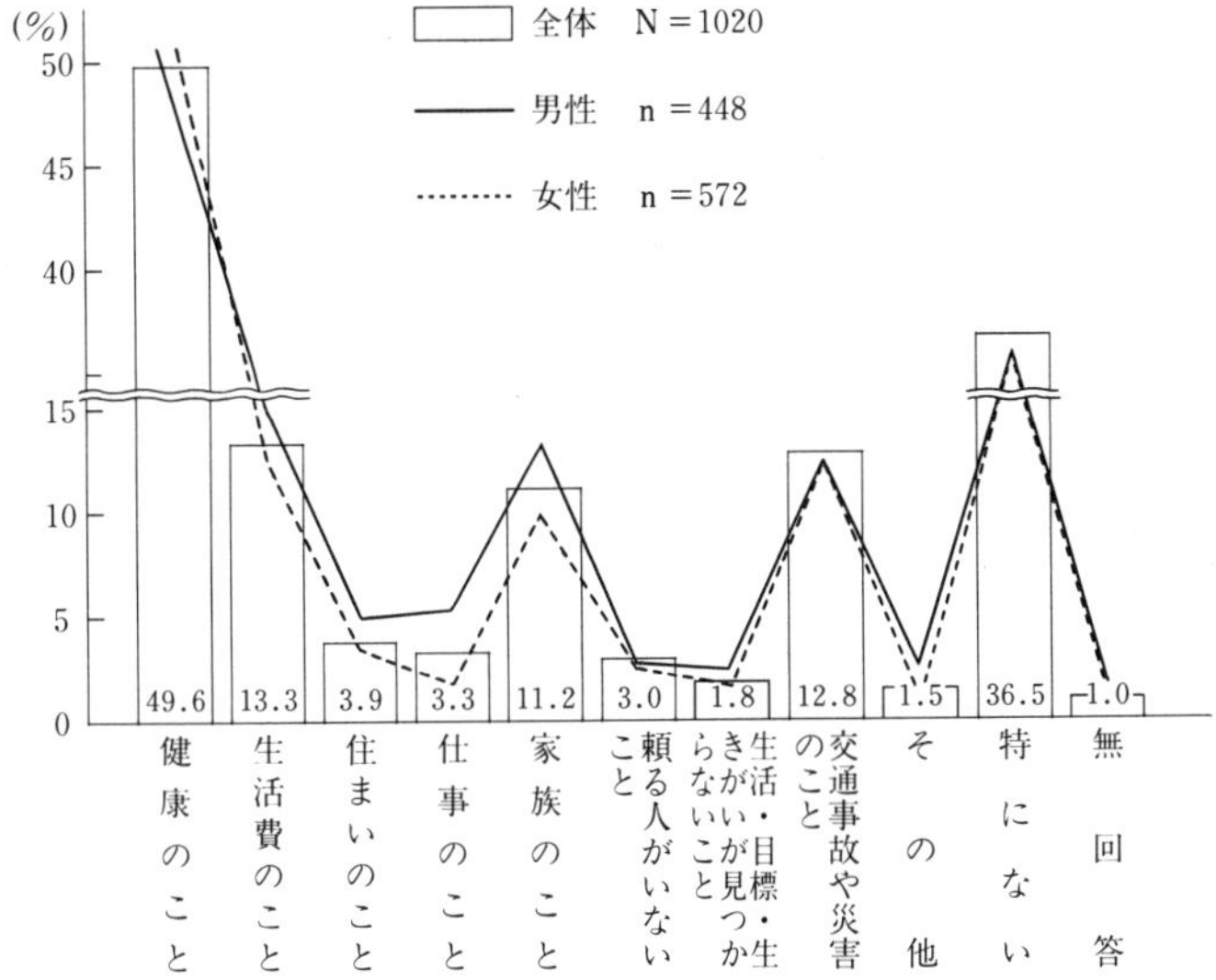

(注)　1　東京都世田谷区の「老人総合調査」(昭和58年12月) による。
　　　2　65歳以上1,020人を対象として調査したものである。

図6　老後の不安 (65歳以上)

げられている。足の骨が折れやすくなってしまうため、高齢者にとってはゆゆしい問題である。この他「老人性白内症」、「前立腺肥大」といった高齢者に特有の疾病もある。前者は眼球の水晶体が白く濁る病気であり、後者は男性だけで、前立腺が肥大し尿道をしめつけ尿が出にくくなる病気である。両方の病気とも原因はつかめておらず老化現象であるとされている。また、高齢者になるといくつかの病気を合わせもつようになり結局は〝薬づけ〟といった悲劇が生じてしまうこともある。

さらに恐いのは〝生きがいの喪失〟である。〝毎日が日曜日〟になってしまうとすれば睡眠や日常生活に必要な時間を残した時間が全て自由裁量になってしまう。一四〜五時間はたっぷりある。仕事人間といわれた人が仕事を定年というだけで追われ〝時間はたっぷりあるが、やることはない〟日々を迎えるとき、彼はそして彼女は、何をよすがにして生きていったらよいのか。まさに途方にくれる。軟着陸という言葉がよく使われるが、たとえ軟着陸したとしても、そこに何があるのか。それが問題なのである。また、高齢になると独身者の率が高くなる。女性のほうが長生きなので老寡婦の人口は増加する。孤独な高齢婦人にとって何が生きがいになるのであろうか。

人生八〇年代とか、エイジレス社会とかいわれ、六〇代はまだ子どもなどという勇ましい標語もあるが、再雇用の道は余りにも狭く、彼らの知識や技術を社会に還元する社会システムも整備されているとは言い難い。老後対策については〝日暮れて道遠し〟がわが国の現実なのである。

Ⅳ　トータル・フィットネスのチェック

1　ライフ・スタイルのチェック

前節で記したように日本人の健康・体力の状態は決して好ましくない。そこからの脱出法が〝トータル・フィットネス〃といえる。トータル・フィットネスへの道は、まず自分の日常生活を点検することから始まる。ライフ・スタイル、言い換えれば自分の生活様式をチェックすることである。以下にライフ・スタイル、食生活、運動、ストレスに関する設問に対して、

1点：そうしている

2点：ときどきそうしている

3点：そうしていない

というように点数化して欲しい。

まずはライフ・スタイルで七項目について自己診断し、それを点数化するようになっているので、まず質問に答え、小計を出してみよう。以下はライフ・スタイルに関する若干の解説である。

さて、薬であるが、薬は人体にとってはあくまでも〝異物〃である。好んで用いるべきではない。医師の指示があったときのみ服用すべきである。風邪、水虫、養毛剤等で明確な効力があるとされているものはひとつもない。

健康診断は、年に一回でよいから、受けることをすすめる。アメリカで〝ランニングの父〃といわれていたジム・フィックス氏は、こともあろうにランニング中に死んだ。虚血性心疾患によって五二歳の生涯を終えている。彼のランニング歴は一六年といわれているが、その間ただの一回も健康診断を受けなかったことが事後報告されている。彼が健診を受け、適切なランニングをしていれ

ばきっと長生きできたであろう。

人類の歴史は病気との戦いなのかもしれない。かつては細菌感染であったが、これをようやく押さえたと思いきや生活習慣病が蔓延し、予防法を見出そうとしているときに、エイズである。だからこそ、自分の生活習慣をチェックする必要があるともいえる。

血圧もあるが、これは医師から高いといわれた場合である。しかし、若年性高血圧といわれるように若くても血圧の高い人が増えている。血圧計を購入し、自己管理してゆく必要もあろう。ついでに一分間の脈拍数、体温、体重等をつけておくとよい。普段と違ったら、何かの異常が身体に起こったことになる。これが生活の仕方を見つめ直すうえで大いに役立つ。

身体や身の回りを清潔に保ってゆくことは、細菌感染症、生活習慣病、エイズにも効果がある。がんの予防十二カ条というのがあるが、その中に清潔さを保つことがある。

タバコについては第四章に詳しく記述するので、ここでは大まかなことを記すのみにしておく。結論からいって〝タバコは有害である。〟止めるに越したことはない。最も好ましくない喫煙は、止めよう止めようと思いつつ喫うことである。タバコというストレスに心理的ストレスを加えることになってしまう。喫うなら覚悟を決めて喫うしかない。

睡眠についても第四章で詳述されるので要点のみ記すが、余り神経質になることはない。疫学的調査によれば七時間～八時間の睡眠時間の人が長命であると報告されている。しかし、何かに燃え

表6　ライフ・スタイルのチェック

そうしている　1点
ときどきそうしている　2点
そうしていない　3点

小計　　点

①薬は、医師の指示があるときのみ服用しているか(ドリンク剤を含む)…	(　　)
②定期的に、健康診断を受けているか……	(　　)
③生活習慣病やエイズにかかる理由がわかり、それを避けているか……	(　　)
④血圧を測定してもらい、コントロールする指示を守っているか……	(　　)
⑤身体や身の回りを清潔に保っているか……	(　　)
⑥タバコは吸わないか……	(　　)
⑦平均して7時間の睡眠をとっているか……	(　　)

ている時には、それこそ眠る時間も惜しくなる。一向に差支えない。長期になると問題だが。なお、不眠を気にする人が多いが、二〜三日眠れなくても、やがて熟睡できるものである。やみくもに睡眠薬に頼るようなことは避けるべきである。

さて、あなたの得点は何点になったであろうか。

2　食生活のチェック

食生活については第三章で細部に至るまで記すことになっている。ここでは、食生活のチェックをすることと、チェック・リストについての簡単な解説を示すにとどめておく。

最も元気な頃（一般的には二〇歳前後）の体重を一生にわたって維持することが肝要である。〝私は水を飲んでも太る〟とか〝父も母も太っているから遺伝でネ〟なんていう話をよく聞くが、水を飲んでも――はウソで、三度の食事は少ないが間食が多い。遺伝だ、体質だという前に太るような生活の仕方を親がしているから子供も太るんだという認識が必要である。肥満は諸悪の根元といえる。

一〇数年ほど前のことだが、鳥取県で脚気が発生したことがある。農繁期に起こった。原因を調べて分かったことは、インスタント・ラーメンだけの食事とか、コーラを一日に五本飲んだとかいう食生活を送っていることが分かった。メン類が好きで三度の食事をメンで過ごした人が糖尿病になってしまったということもある。したがって、一日三〇食品を目標にして、できるだけ豊かに主菜、副菜を摂取することが大切である。

脂肪の過剰摂取は肥満に直結するし、循環器の機能を低下させる。人が死んだら二人に一人は心臓病といわれるアメリカ人の摂取エネルギーの半分は肉と脂肪である事実を直視したい。食塩はいうまでもなく脳血管疾患との相関が強い。この病気の多い東北地帯は塩分の摂取が多い。砂糖はエネルギーが高く、余ったエネルギーは体内に脂肪という形で蓄積され中性脂肪になる。これが生活習慣病を誘発することになる。

アルコール類も案外に高エネルギーである。ウイスキーのダブル一杯で一〇〇キロカロリーもある。ビール大ビン一本では一八〇キロカロリーとなる。これも砂糖と同じように体内で中性脂肪になる。また、アルコールの常飲はつとに知られているように肝硬変になる危険性がきわめて高いと疫学的報告がある。コーヒーの飲みすぎは消化器を痛める。アルコールやコーヒーの飲み過ぎには

表7　食生活のチェック

そうしている	1点	小計	点
ときどきそうしている	2点		
そうしていない	3点		

①栄養のバランスがとれるよう配慮しているか……………………………	(　　)
②刺激物(カフェイン・タンニンなど)の入った飲物は1日3杯以下にしているか……	(　　)
③アルコールの摂取を制限しているか(ビール2本、日本酒2合、ウイスキーダブル2杯)………	(　　)
④食物のカロリー値を考えて食事しているか………………………………	(　　)
⑤砂糖、塩、脂肪の摂取を制限しているか……………………………………	(　　)
⑥よくかんで食事をするようにしているか……………………………………	(　　)
⑦20歳時の体重を維持しているか…………………………………………………	(　　)

十分注意することである。

食物のエネルギー値を考えて食事をするのは実際問題としては無理である。要は食べ過ぎに注意することである。諺にあるように〝腹八分〟である。飼犬だって摂り過ぎだと感じれば庭の隅に穴を掘って埋めている。犬の賢さを人間サマも学ぶ必要がありそうである。

よくかんで食べることが、最近おろそかになっているようである。歯ごたえのない食品が出まわっていることに理由があるとされているが、このため現代の子どもたちに歯や顎の未発達がみられるという問題が起きている。それはともかく〝早寝、早喰い、早ぐそ〟の早寝はよいが早喰いは自慢にもならない。ゆっくりと食事を楽しむ〝ゆとり〟が欲しいものである。

食生活チェックは男性にとっては答える知識の

ない場合が多いかもしれない。グルメになるのもよいが、栄養についての基礎的知識も勉強しておくことが紳士の条件になるような気もする。

3 運動のチェック

最初の設問でつまずいてしまう人が多いと思う。何せ、定期的に運動をしている人は多くの調査結果をつけ合わせて検討しても、せいぜいのところ四人に一人だからである。私の勤務している「健康・体力づくり事業財団」の実施した調査では、定期的な運動どころか一日の歩行時間が三〇分未満の人が四〇％もあった。通常一キロ一五分というから三〇分未満ということは二キロ歩いていないことになる。歌を忘れたカナリヤをもじっていえば、〝歩くことを忘れた現代人〟ということになる。チェック・リストに歩くを問うているが、歩くよりも車に頼りがちなのが現代人なのである。〝運動不足、ここに極まれり〟との感すらある。

それ故に多くの人は運動をしなければならないと思う。だが、しない。その理由はどんな調査をみても判を押したように同じである。いわく〝忙しい〟〝時間がない〟〝場所がない〟である。本当にそうなのかと不思議に思い次の二項目を運動をしない理由の回答に加えて、ある企業で調査をしてみた。〝面倒くさい〟と〝何をしてよいか分からない〟が追加項目である。予想通りに運動をしない理由の第一位は〝面倒くさい〟であった。確かに忙しい。時間がないこともあろう。だが、多く

表8　運動のチェック

そうしている　1点
ときどきそうしている　2点
そうしていない　3点

小計　［　　点］

①週に2～3回、汗が出るような運動を行っているか	(　　)
②柔軟体操をしているか	(　　)
③安静時と運動時の自分の心拍数(脈拍)を測っているか	(　　)
④体力を高めようと実践しているか	(　　)
⑤体の仕組みを理解しようとしているか	(　　)
⑥まめに、体を動かすようにしているか	(　　)
⑦車などを使わずに、意識して歩くようにしているか	(　　)

の場合は面倒くさいのであって、それを忙しい、時間がないに置き換えているのである。時間がないはずの人が平日で平均して二～三時間はたっぷりとテレビを観ている。昼休みの一時間は何をしているのか。問題は、運動することはトレーニング・ウェアに着がえて苦しい思いをしなければならない、だから面倒くさいんだと思い込んでいる人の多いことである。

もうひとつの〝何をしてよいか分からない〟も運動をしない理由の三位にあったことを覚えている。小学校で六年、中学校で三年、高等学校で三年の計一二年間も保健体育の授業を受けているのに、何をしてよいか分からないと答える人の多いことは学校体育に対する問題提起でもある。

このような現状であるから自分の脈拍数を測ったことなどはないし、身体の仕組みを理解しようという気など、さらさらないことになる。〝Take it easy〟とばかりに楽なほう、楽なほうへとなびいていくことになる。歩くよりは自転車が楽だ、自転車より車が楽だということになる。これに食生活の乱れ、不健康な生活、ストレスが加われば成人病への道をまっしぐらということになる。これは〝緩慢なる自殺〟といってよい。毎日、毎日が自分で自分の首を締めていることになる。そして長期の入院となり、大金を支払う破目に陥る。

二つの言葉を紹介しておこう。

〝運動する時間がないという人は、やがて病気のために時間を失う〟

〝かつて人びとは食物を得るために走らなければならなかった。現代の人びとは健康を得るために走らなければならない〟

いまや衣食住に運動の「動」を加えることが現代社会を生き抜いていくうえで、欠くべからざる条件になったのである。

4　ストレスのチェック

ストレスというのは正確には捉えにくい言葉である。一般的には〝精神・肉体の過度の緊張〟と定義されているが、過度の緊張が必ずしも悪く作用するわけではない。芸術作品も文芸作品も、この緊張なくしては生まれないであろう。ビジネス社会でも大仕事には過度の緊張がともなう。それだけに一仕事を終えたときの喜びはひとしおである。

さりとて、ストレスがたまり適切な解消がなされないと健康にはマイナスの作用を及ぼすであろう。そもそも、ストレスのない社会などはあり得ないのである。生とは地獄なりと喝破した人もいる。したがってストレスと上手につきあい、たまり過ぎないように〝息抜き〟の方法を身につけることが必要になる。〝時代の流れに身を委ねつつ、流されない人生の歩み方〟を身につけるしかない。それゆえ、時には敢然としてストレスに立ち向かい真向勝負を挑むことを避けてはならないことになる。

さて、チェックであるが、まず聞いているのが家庭や職場におけるトラブルの有無についてである。夫婦、親子、親戚、同僚、部下、上司と、とにかく複雑なのが人間関係のトラブルである。どうにも〝相性〟の悪い人もいるし、意気投合する人もいる。どうしてもイヤな奴は〝夢の中で殺してしまう〟という話を聞いたが翌日にはまた会うのだから解決したことにはならない。そもそも人間関係は解決不能な部分があるのだから、こんな奴もいるんだと諦観するしかない。だからこそ、自分に対して良いセルフ・イメージをもつことが大事になる。そして〝自分にはこれがある〟という〝縁（よすが）〟を確立することがストレス社会を生き抜く処方箋となる。同時に、フランクに相談できる家族や友人をもつことも大切である。人に話すことによってストレスの半分は解消したと同じだという説もある。

表9　ストレスのチェック

そういえる	1点	小計　　点
そういえるときもある	2点	
そうはいえない	3点	

①家庭、職場にトラブルはないか……	(　　)
②良いセルフイメージをもち、正直に自分が好きだといえるか……	(　　)
③問題について話し合える家族や友人がいるか……	(　　)
④マイペースで仕事や勉強をしているか……	(　　)
⑤信号待ちやエレベーターを待っているとき、のんびり待てるか……	(　　)
⑥休暇中には仕事のことを一切忘れてレジャーを楽しめるか……	(　　)
⑦口論中、冷静に対処できるか……	(　　)

近年、注目されているのがフリードマン博士の説である。要点のみを記すと、行動タイプをAとBに分けAの人は循環器疾患にかかりやすいというのである。タイプAとされる典型は田中角栄で脳卒中で倒れている。これらについては第四章で記すので、ぜひ読んで欲しい。

ここで「ライフ・スタイル」「食生活」「運動」「ストレス」チェックの各小計を出し、四項目の得点を合算してみよう。次のように評価される。

・総合評価

A（28〜40点）いまの生活を保とう

B（41〜55点）若干の改良が必要である

C（56〜69点）生活の見直しが求められる

D（70点以上）全面的に生活の仕方を改めよう

AとBと評価された人は、かなりよい生活を送っているとみなされる。これからも、そうした生活を送ることがすすめられるが、悪い点は改善してゆこう。

CとDの評価を得た人は今までの生活の仕方を見直し、全面的な改良が必要となる。一気には無理であろうが、できることからひとつずつ直してゆこう。

第2章

フィットネスの理論と方法

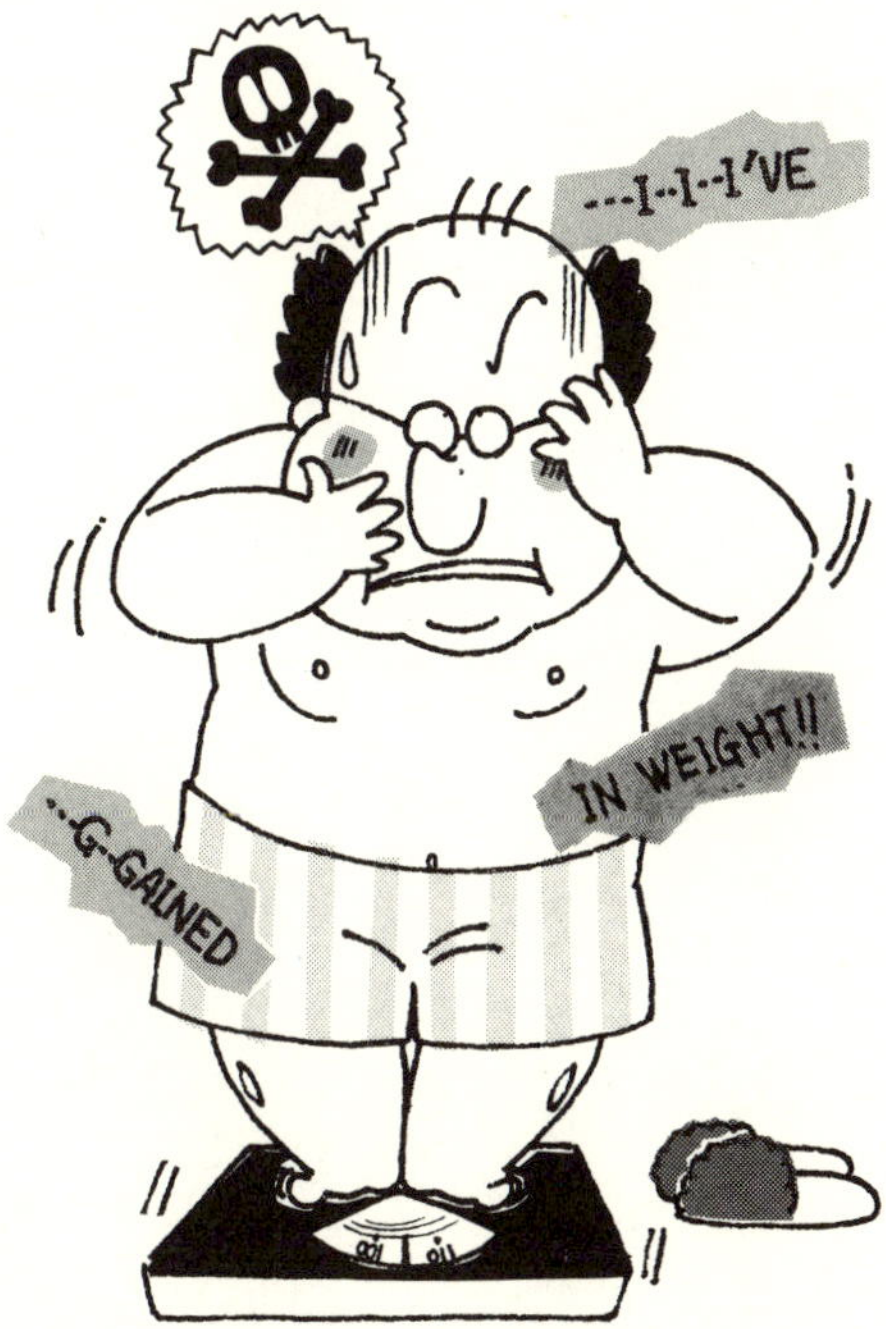

Ⅰ　フィジカル・フィットネス

1　フィジカル・フィットネスの意味

フィジカル・フィットネス（Physical Fitness）という言葉が世間の注目を浴びるようになったのは、一九五四年にアメリカで「青少年の体力とスポーツに関する大統領審議会 President's Council on Physical Fitness and Sports」が設定された際であるとすでに記したが、この時日本では、これを日本語で「体力」と訳してしまった。

しかし、フィジカル・フィットネスと体力とは意味が異なる。体力の力は、いわゆる力《ちから》ではなく、能力の力、すなわちキャパシティのことである。したがって、それはあればあるほどいいことになってしまう。しかし、身体適性はあればあるほどいいのではなく、適性であるから、むしろ調和のとれていることを意味する。身体が何かに対して調和のとれていることが好ましいことになる。何に対して身体の調和がとれるかといえば、自分の人生にである。自分の人生を全うするにふさわしく身体の調和のとれていることである。

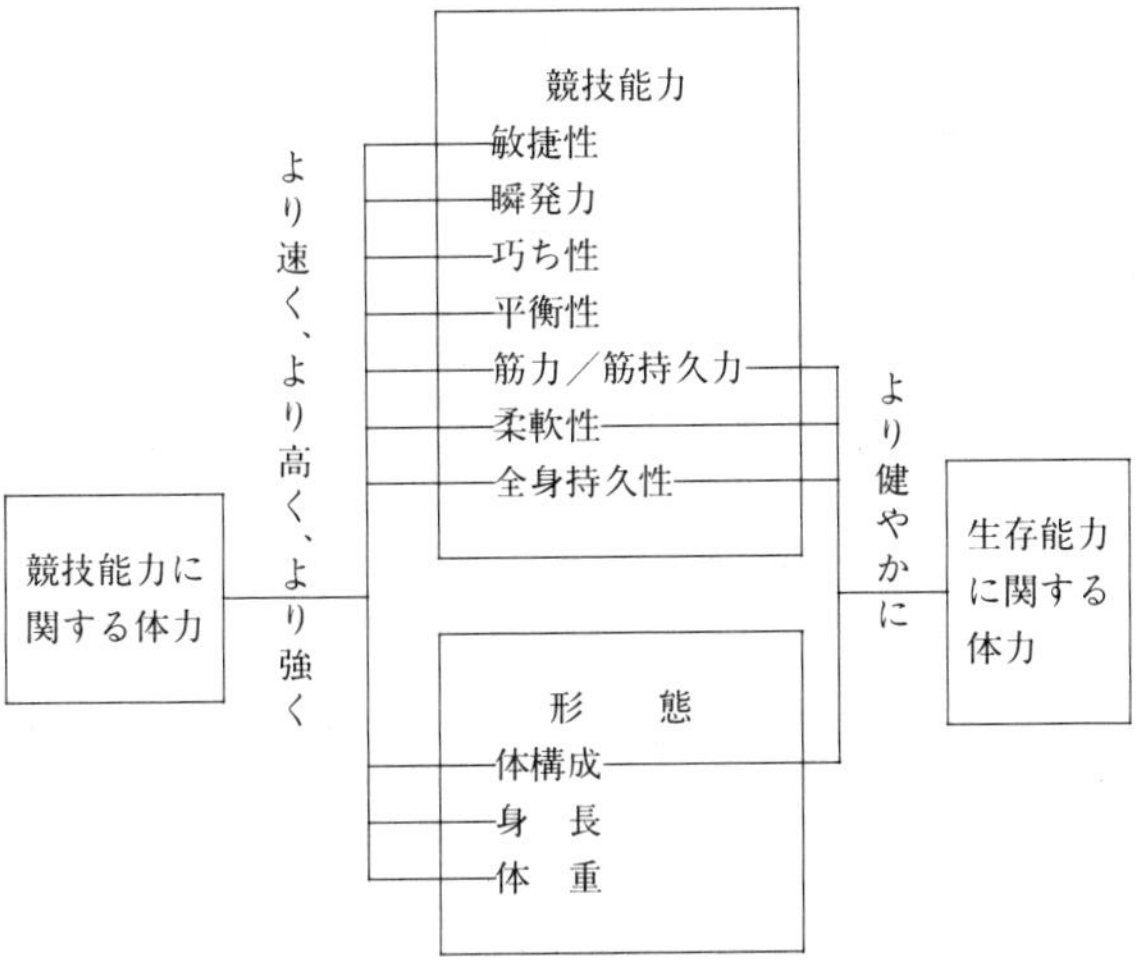

図7　競技能力に関する体力と生存能力に関する体力（1988 青木）

したがって、トータル・フィットネスを〝生きる目的をもった活力あふれる人生を全うするにふさわしい心身の調和を得るために実施される総合プログラム〟と定義できる。フィットネスは従来の体力ではないのである。

さて、図7を見ていただきたい。私たちが今まで「体力」と称していたのは〝競技能力に関する体力〟ではなかっただろうか。その目指すところはいうまでもなく〝より速く、より高く、より強く〟である。あればあるほどよいことになる。これらの体力はスポーツ選手に求められるものである。だから、体力というとボディ・ビルダーの筋力とか短距離のダッシュといったイメージを多くの人は連想する。いわば、一般の人にはできそうにもないことを成し遂げるパワーを思い浮かべる。それがコマーシャリズムによって増幅されているわけである。

しかしながら多くの人に求められるのは、そうした体力ではなく、複雑きわまる現代社会を生き抜いてゆく生存能力である。これがトータル・フィットネスであり、それを身体面のみに捉えたのがフィジカル・フィットネスであろう。従来から使われている体力という言葉をあえて用いるとすれば〝生存能力に関係した体力〟として表される。体力は、競技能力に関係した体力と生存能力に関係した体力の二つの捉え方ができるのである。従来は、これを一つとして、競技能力の力として捉えてきたのである。そうではなく、生存能力としての身体的能力がフィジカル・フィットネスなのである。したがって生存の仕方が問題となる。第一義的には、生存そのもの、すなわち〝生きてゆくこと〟であり、次いで〝よりよく生きてゆくこと〟が求められる。よりよく生きてゆくのに必要な能力は時代の変遷によって異なってくるし、仕事の質によっても異なってくる。かつてのように、力仕事が重視される時であれば筋力が重要であるし、F1レーサーには優れた反応力が必要になってくる。総てといってよいほどにエネルギーを機械に委ねている多くの現代人にとってはボディビルダーのような筋力は無用になる。このように時代により、職種により求められる体力の要素は異なってくることになる。

しかし、生存してゆくには、これだけは必要だというミニマム・レベルが考えられてよい。しかも〝より健やかに〟が望ましいことになる。この視点から体力要素を押さえてみると、図7に示した筋力（筋持久力）、柔軟性、全身持久性、体構成の四つがクローズ・アップされる。

2　フィジカル・フィットネスの構成要素

図7に示したようにフィジカル・フィットネスは〈体組成〉〈持久力〉〈筋力〉〈柔軟性〉の四要素から成り立つ。これらの要素が生存能力に関係した体力を構成するようになったのは、それなりの理由がある。すなわち、運動不足による健康の悪化が顕在化したことによる。心臓病、脳卒中といった循環機能の低下、腰痛、肩こりといった筋骨格機能の衰弱化、糖尿病、痛風といった代謝機能の異常等、現代人を脅かすさまざまな疾病が運動不足と深くかかわってきたことによる。それらについては第一章で示した通りである。

そこで考えなければならないのは、これらの四要素の基準をどう求めるかである。生きてゆく、より健やかに、より良く生きてゆくために必要な生存能力としての体力のレベルをどうやって求めたらよいかである。従来のように評価四よりは五がよく、三よりも四がよいとする考え方を導入するのではない。近年、小・中・高において五・四・三・二・一の相対評価を変えて絶対評価にする方向が検討されているが、体力にもその方法を導入すべきである。一〇〇mを一二秒で走れれば評価が五で、一五秒だと二とするには問題がある。体力テストで暦年齢と比して体力の年齢が若い、老いているとするのにも問題がある。そうではなく、これだけは必要ですよという、いわば〝必要かつ十分〞なレベルを性・年齢別に示すことが今後は必要になってくると考える。

これについては一つの試みとして経験の中で示しうる筆者の考え方を次項より詳記するので、ここではまず四要素についての概略を説明しておこう。

まず体組成であるが肥満度と解してよい。肥満は諸悪の根源である。何故悪いかは次の事例からも明らかであろう。力士である。あれほど多人数の肥満者を有している集団は世界でも珍しい。その力士の平均寿命は、六〇歳を越えていない。生活習慣病のオンパレード集団でもある。アメリカではすでに肥満を病気とみなしている。しかも児童の三分の一は肥満であるとの残念な推定がある。これを追いかけているのが日本でもある。

筋力は欠くべからざる要素である。骨に付着し姿勢を維持しているのは筋力であるし、筋力は小型エンジンのようなもので、これの存在があって初めて人間は動くことができる。問題はその程度である。腕力が支配する時代にあってはヘラクレスのような筋力が絶対であったが現代にあっては見せ物である。だからといって全く筋力がいらないかといえば、そんなことはない。身体を支え、動く基が筋力なのだし、運動不足社会にあっては、胴囲りの筋肉や脚の筋肉といった抗重力筋の果たす役割が骨粗鬆症や呆けの予防という意味で再認識され始めている。

現代人に最も欠けているのが持久力であろう。とくに呼吸循環機能の低下は著しく、この低下が心臓血管系の疾病の誘因になっていることに疑問の余地はない。エアロビクスがブームになったのも、こうした背景があってのことである。欧米先進国では心疾患が死因の第一位であるし、わが国は二位になっている。運動不足度が高まれば高まるほど心疾患が増えてきているといえる。二〇年以上も前に「運動不足病」という本が出版されているが、事態はその頃より深刻になってきている。その認識がまだ甘いのが日本の現状なのである。

近年になって注目され始めたのが柔軟性である。柔軟性に欠ける人に肩こりや腰痛、あるいはスポーツ障害の起きやすいことに目が向けられるようになったからである。ボブ・アンダーソンによる『ストレッチング』がベストセラーとなったのは、現代人の体力特性を捉えるうえで大変、示唆に富んでいる。

3　フィジカル・フィットネスの方法

体組成、筋力、持久力、柔軟性がフィジカル・フィットネスの構成要素であるとした。だから、この四つに対応した運動プログラムの方法を各自が持ち、実行することが現代人に必要になってきていることになる。体組成をよくすることと持久力を増すことの方法は全く同じである。エアロビクスである。エアロビクスは、その燃料として脂肪が使われるので体脂肪を燃やしてシェイプ・アップの効果をもつことになる。

さて、このエアロビクスであるが、大筋群（大腿と腰）を使う動的な全身運動で強度が比較的低く酸素の取り込みの高い運動ということができる。具体的には、歩・走・泳・自転車・ボートこぎ・なわとび・ダンスあるいは持続的なボールゲーム等である。一般的には英語の進行形…ingのつく運動と思って差支えない。歩はウォーキング、走はランニング、泳はスイミングといった具合になる。経験した人が多いと思うが、これらの運動は開始後数分間は少し苦しい感じがするが、それ以降はスピードをあげない限り楽々と行なえるようになる。「定状状態」というが、これからがエアロビクスとなりグリコーゲンと共に脂肪が燃料となる。逆にきつくて、すぐにバテてしまうような運動はグリコーゲンのみが燃料となり、体内の酸素をいわば〝借金〟している。だから、短距離走でゴール後よく見かけるゼーゼー、ハーハーは借金を返している姿と考えてよい。よくお腹の出た人が腹筋運動をしてへこまそうと努力しているが、あれは全く効果がない。脂肪を燃料として全身運動で時間をかけて脂肪を取ってゆくしかない。

筋力をつける方法を〝ストレングス〟という。筋力をつけるというと、重いダンベルやバーベルを持ちあげるウエイト・トレーニングを連想してしまうが、ここではそんなことではない。抗重力筋といって立位の時に使用される筋肉を少しはつけておこうではないかということである。胴囲りの筋肉と脚の筋肉がメインとなる。椅子の生活が座位から立ち上がる行為を消滅させ、エネルギーを必要とする労作を機械に委ねてしまった結果、現代人は、〝萎えた筋肉の持主〟になってしまっている。ボディビルダーのような隆々たる筋肉は必要ないが自分の身体を自分の意志で自由自在に操る能力を失ってはいけない。また、筋肉は不使用がつづくと筋細胞に酸素が栄養を供給している毛細血管に血が通らなくなり筋固縮をひきおこす。肩こりや腰痛の原因のひとつとも考えられている。さらには今日、大きな社会問題になりつつある、〝呆け〟の予防にも筋力をつけることの重要性が指摘されている。筋肉の緊張が脳に目覚めのインパルスとなっていることを忘れてはならない。何よりの証拠として立ったままでは眠れないことがあげられる。

最後に柔軟性を高める方法をすすめておく。ストレッチングである。柔軟性といっても体操の選手や軽業師のように人間わざとは思えないような柔らかさはいらない。よく肥満の女性がクニャクニャと柔らかく体力測定で柔軟性は優と評価されるが、これは筋力が少なく脂肪が多いために柔らかいのであって自慢にはならない。すすめたいのは筋肉の柔軟性というより筋肉の伸展性である。筋肉が固縮してしまうと、その部分に疲れが集中する。それが〝凝る〟〝震える〟〝痺れる〟といった症状として表れる。しなやかな筋肉の持主になりたいものである。

「三位一体」という。三つの要素がしっかりと結びついて、あたかも一つのようであることを意味するが、フィットネスの三位は、エアロビクス、ストレングス、ストレッチングである。これが一体となって自分の人生を全うするにふさわしい身体の調和が得られることになる。

4 フィットネスの原理・原則

どんな運動を行なうにせよ、運動をしていなかった人が運動することは一種のストレスである。それゆえ、やみくもに運動してケガをするとか不測の事態にならないような気配りが大切になる。その気配りは運動の原理・原則を知ることである。

まず原理であるが三つある。第一は〈オーバー・ロード〉である。負荷を少しでもよいから日常生活で発揮する以上にすることである。毎日歩いているからといって同じペースで歩いていたのでは効果はない。早歩きにすればスタミナが増す。第二は〈特異性〉で、それぞれの運動は特異な効果をもっている。ランニングは心肺持久力を向上するが筋力はつけない。筋力トレーニングは筋力をつけるが心肺持久力が増すわけではない。第三は〈可逆性〉である。せっかく得た運動効果は二〜三カ月もすれば元のモクアミになってしまう。いってみればフィットネスに貯金はないのである。すぐに目べりし、元金すら失いかねないのである。

原則は五つあるので箇条書きにしてみよう。

(1) 全面性の原則―バランスのとれた全面的な発達をめざすことである。ランニングばかりに熱中すると、使い過ぎで筋肉は堅くなり伸展性やパワーは衰える。ランニングのあとにストレングスとストレッチングを行なえばそんなことはなくなる。

(2)　意識性の原則―今、自分は何のためにどんな運動をしているかを常に意識して行なうことである。なんとなくフィットネスをするのではなく、長期、中期、短期の目的をもち、運動に向ける知識をもってつづけることが重要なのである。

(3)　漸進性―無理をせず、順を追ってやってゆきなさいということである。二〇年、三〇年もかかって太ったのが二カ月や三カ月で元にもどる訳がないのに、それを求めているのが実際であろう。徐々に負荷やスピードを増してゆくことである。

(4)　反復性の原則―休みを取りながら繰り返して行なおうということである。休みを取りながらというところが大切である。変な言い方であるが〝三日坊主〟を繰り返しするのがフィットネスの王道といえる。義務のごとく運動をするのは疲れを蓄積させるだけである。

(5)　個別性の原則―個人個人のフィットネス・レベルに応じプログラムを行なえということである。性も年齢もフィットネス・レベルも混ぜこぜにして一斉に同じ音楽でエアロビック・ダンスをさせるのは無茶であるが、残念ながら、そんな指導が現実には多い。

以上、三つの原理、五つの原則を知っておいてフィットネスをつづけることが肝要である。さらには、ウォーミング・アップとクーリング・ダウンを欠いてはいけない。ウォーミング・アップ中に今日の自分の体調を知り、右足が重いようならよくストレッチングをするとか、身体がだるいようなら軽く流してやめておくとかして、その日の体調に応じてコントロールすることができる。また、クーリング・ダウン中に自分の身体からの信号をキャッチ――左足ふくらはぎに〝しこり〟があるとか、運動中に胃が重くなったとかといった自覚所見を知り、その原因を探ることによって大事に至らないで済むことが可能になる。

このように自分で〝身体との会話〟をすることが、案外に重要である。身体は正常や異常に対して素直に反応してくれる。この反応をキャッチできるか否かは、まさに経験といえる。幼い頃から小さいケガをする経験を有していれば大きなケガを未然に防ぐように予知することができる。〝これはまずいゾ！〟と感知することができるわけである。

II シェイプ・アップ

1 シェイプ・アップの意味

シェイプ・アップ（shape up）は文字通り shape――形を up――高めることである。これから転じて、〝体型を整える〟となり、さらに肥満者が多いので〝やせる〟という意味で使われることが多い。逆にいえば、やせている人にとってみれば太ることというか筋肉をつけることがシェイプ・アップになる。したがって、シェイプ・アップとは、〝個人が健康的なライフ・スタイルを維持するにふさわしい体型をつくること〟と考えてよい。単に外観がスマートになることではない。

というのは、若い女性に多いのだが見た目にはスマートだが実際には脂肪がたっぷりという例をよく見うける。同じ意味で、身長と体重の二つを基に、デブだヤセだと論じるのにも問題がある。元大関の〝小錦〟は見た目にもデブであるが、プロレスラーをデブという人はない。問題は身体の外見ではなく中身なのである。体重が同じであっても脂肪がたっぷりついているのとそうでないのを同等に取り扱ってはいけない。

これを簡単に言い表せば、〝筋肉・骨格・臓器等の活性組織と、脂肪という非活性組織を混同するな〟ということになる。だからといって脂肪が全くないのがよいわけではない。脂肪は貯蔵型熱源としてなくてはならない存在である。どの程度あれば適性なのかが大切なポイントとなる。最適脂肪量がどの位なのかである。体脂肪率％Fatで表される。一般には男性が二〇％、女性が三〇％を越えると肥満とみなされる。アメリカのフリッシュ博士は、まだ結論を出すには早すぎるがと前置きしつつ〝正常な生殖サイクル開始に必要な最低体内脂肪量として体重の一七％前後〟が必要だとしている。生殖サイクルであるから女性が対象となる。女性ランナーが急激な減量を行ない体脂肪が一〇％を切ると生理がなくなったとの報告があるので、女性にとってはフリッシュ博士の説のように一七％前後が最低とすれば一般的には二〇％～二五％が正常といえよう。男性は女性に比して数

%が少ないのが標準とされているので一五%前後が正常であろうと考えられる。

さて、図8をみて欲しい。アメリカの調査であるが、肥満男性の三〇%がエネルギー摂取が平均以上に過ぎない。残りの七〇%はエネルギー摂取は平均かそれ以下である。だのに太ってしまう。何故か？ 次のように結論づけることができる。

〝エネルギーの摂取が消費を上回れば肥満が成立する。〟慢性的な運動不足が肥満をつくり出しているといってよい。その意味では肥満は先天的要因というより後天的要因によると考えたほうがよい。親が太っているとたいてい、子どもも太っているから遺伝だ、体質だというが、そうではなく、親が太るような生活を送っているから子どもも太るのだと理解すべきである。

したがってシェイプ・アップとは運動によって消費エネルギーを増やし体型を整えることだと考えてもよい。見ための外見だけにこだわってダイエットにうつつを抜かしてはならないのである。

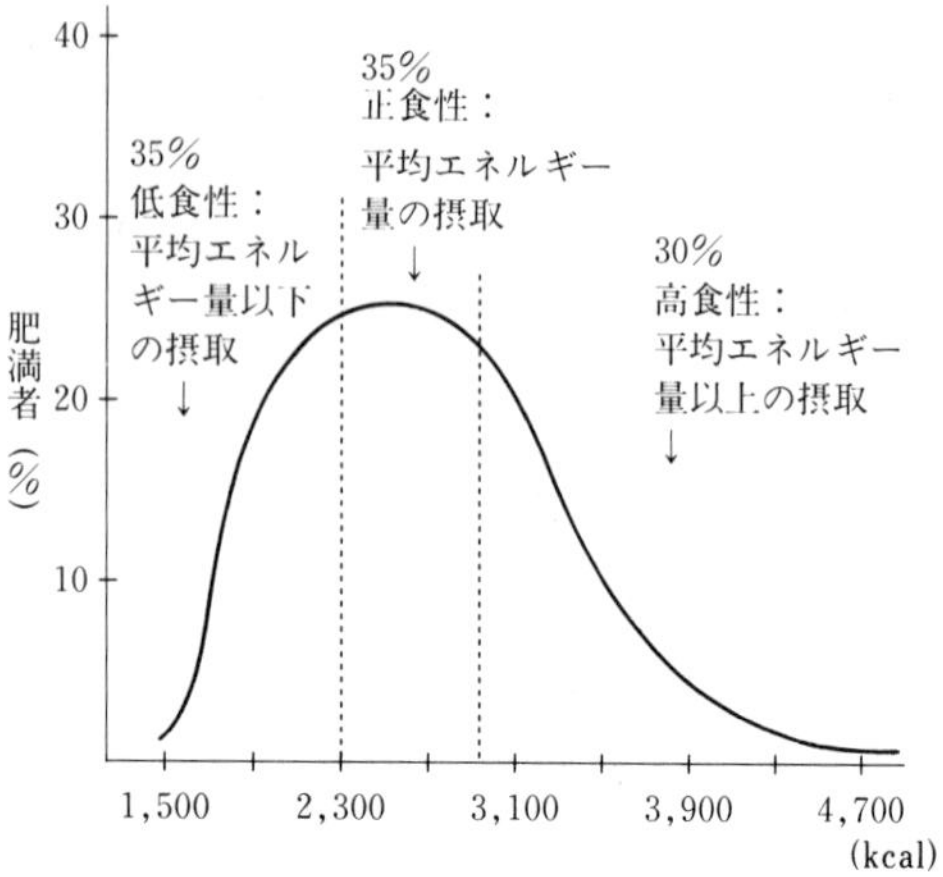

図8　肥満者（男性）の日常摂取エネルギー量

(The CIBA collection, vol. 4 より)

食べすぎではなくて、運動あるいは身体活動の相対的低下が肥満を生じさせていることに目をつむってはいけないのである。

２　肥満の測定法

肥満度を測定する方法はたくさんある。水中体重法といって椅子に固定されて息を吐き出したうえに水の中に沈めて体密度を測定する方法。ヒューマン・カウンターと称する大型の機械で人体から発する放射能を測定し体内カリウムの量を測る方法、ＣＴスキャンで撮影する方法等がある。しかし、これらは大がかりな測定用具が必要だし、専門家も必要とするので一般的ではない。

誰もができる一般的な方法は三つある。①標準体重による方法　②体格指数による方法　③皮下脂肪厚による方法。

①まず標準体重による方法であるが次の式で求め三〇％以上を肥満としている。

$$肥満度=\frac{実測体重-標準体重}{標準体重}$$

標準体重を出す方法は「ブローカの桂変法」で次の式でもとめられる。

一五〇cm未満　　身長−一〇五

一五〇cm以上　　（身長−一〇五）×〇・九

②体格指数による方法は次の三つがよく使われている。

乳児　カウプ指数　$\frac{体重(kg)}{身長^2(cm)}$　30以上は肥満

児童　ローレル指数　$\frac{体重(kg)\times 107}{身長^3(cm)}$　160以上は肥満

成人　ボディマス指数　$\frac{体重(kg)}{身長^2(cm)}$　26以上は肥満

標準体重による方法も体格指数による方法も計算の基礎は身長と体重である。したがって脂肪が多いかどうかは無視されていることになる。肥満度とは体脂肪量が多いか少ないかで判定されることなのだから両方法とも肥満度の測定をしてるわけではないことになる。あくまでも参考程度にとどめておくべきである。

体脂肪量を簡単に測定する方法としてよく用いられるのが「皮下脂肪厚」である。キャリパーという器具を用いて脂肪をつまんで、その厚さを測り肥満度を推定するわけである。上腕の後ろ側と肩甲骨の下部の二点をつまみ判定表により判定する。だが、これは測定者により異なるし、定点測定が困難という問題をかかえている。さらに肥満はリンゴ型（腹部に脂肪がつく―男性に多い）と洋梨型（臀部や大腿部に脂肪がつく―女性に多い）といわれるようにタイプが異なる。そしてリンゴ型の肥満に糖尿病、高血圧、動脈硬化等の併発の多いことが認められている。その腹部を従来の方法では測定しないことになる。

そこですすめたいのが図9の方法である。オヘソの右横五cmほどの部位をタテにつまむ。つまんだ部位から上に一cm位のところをキャリパーで何mmあるかを測定する。キャリパーがなければ物差しでよい。その厚さが男性であれば二〇mm以上は肥満、女性であれば三〇mm以上は肥満と判定する。腹部脂肪の厚さと体脂肪量が相関することは間違いないので簡便法としてすすめたい。もっと簡単なのはウェストが真うしろからみて、凹か凸か、あるいは□かである。□は要注意。凸は厳重注意とみてまずは間違いない。まだ論文を読んではいないが、巻尺一本で医学博士の学位をとったとの話しを聞いたことがある。殿部と腹部との周径を比較することによ

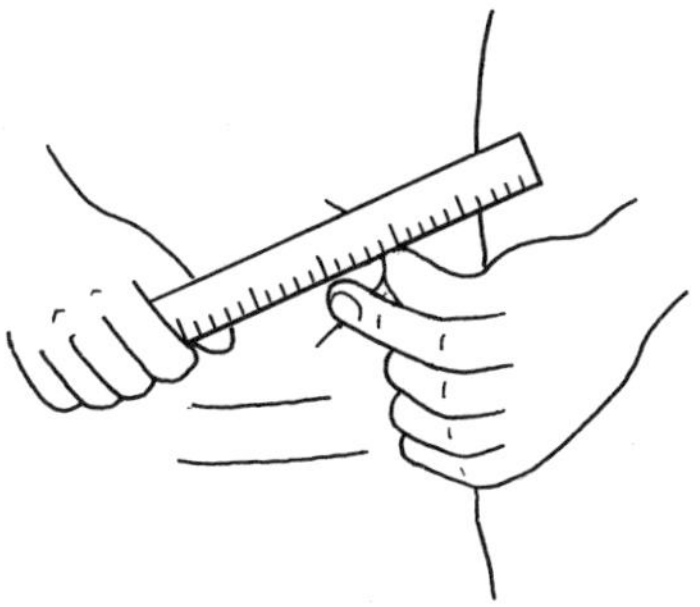

図9　腹部の肥満度測定

って成人病との相関を論じたものだそうだが、ウエストが細ければ問題が少なく、その差が縮まり、拡がると有意な関係になるそうである。

3　シェイプ・アップのすすめ

肥満を治療するには四つの方法がある。

①食事療法（行動療法・半飢餓療法）

②運動療法

③薬物療法

④機械療法

肥満病には共通の特徴のあることが指摘されている。①行動量が少ない　②おいしそうな刺激に反応しやすい　③ストレスが増すと食べる　④バカ喰いや早喰いである　⑤空腹でも満腹でも食物をつまみ喰いする。したがって単に摂取エネルギーを押さえるようにといわれても、そうはうまくゆかない。そこで行動療法といって、まず食行動を見て分析することから始める。すなわち、

〈第一ステップ〉自分の食行動を記録

〈第二ステップ〉食行動への影響要因の解明

〈第三ステップ〉不適切な食行動の軌道修正

〈第四ステップ〉実践プログラムの開始

実践プログラムでは詳細に食事日誌をつけ、誤った食行動、影響要因、不適切な食行動の是正をしてゆくわけである。食事日誌は、〈いつ〉〈どこで〉〈だれと〉〈何のために〉〈どんなものを〉〈どれくらいの量〉〈何回かんで〉を記載する。

半飢餓療法は基礎代謝以下のエネルギー摂取を行なうものだが、厳重な医師の管理のもとに入院して行なわれる。当然、この対象者は重症肥満となる。重症肥満に対して行なわれる方法は半飢餓療法以外に薬物療法、外科療法がある。薬物療法は日本では実施されていないが、外国では食欲抑制剤、消化吸収阻害剤が人間に使用されていると聞く。外科療法は胃を小さくすれば摂取量の減少ができるとして胃を縮小させる方法である。しかし、その成果については疑問がもたれている。

食事療法とともに実施されるべき方法が運動療法である。しかし、実際問題として摂取エネルギーを運動で消費するのは大変に難しい。たとえば三〇〇キロカロリーを運動で消費するためにはジョギングで四五～六〇分を必要とする。したがって運動のみで体重減少を狙うのは無理である。しかしながら運動がすすめられるには、それなりの理由がある。第一に食事療法のみでは体重が減少しても体脂肪率が変わるわけではないことがあげられる。活性組織と非活性組織の率が変わらないわけである。第二は基礎代謝が高進し、低エネルギーで維持しようとする身体反応を改良することができる。第三は脂肪合成酵素の活性を抑えること、第四にインスリン分泌が減少し、体脂肪の蓄

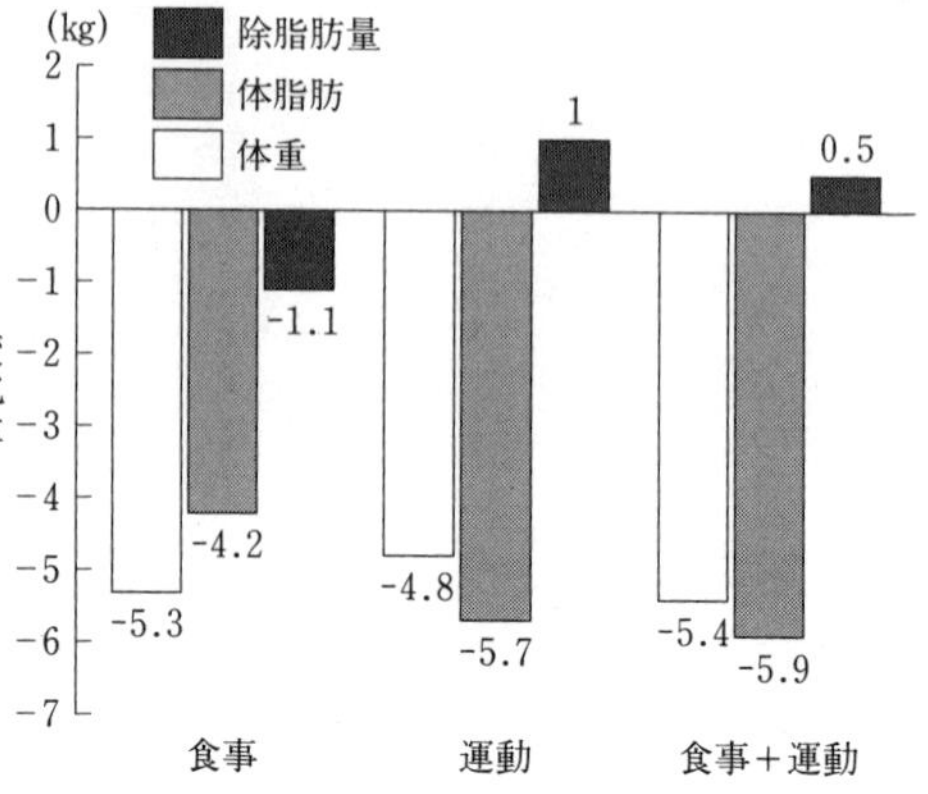

図10　食事・運動による減量の違い (Zutiと Golding, 1976)

積をゆるやかにする。第五に筋肉等の活性組織の減少を予防することである。

そんな訳で運動療法と食事療法の併用が最も望ましいシェイプ・アップの方法といえる。図10は食事・運動療法のみと、食事療法＋運動療法のそれぞれが、身体組成に与える影響を調べたものだが、食事療法のみだと脂肪と一緒に脂肪を除いた組織の減少幅が大きいことが分かる。減量に成功したとしても筋肉の少ない〝キャシャ〟な身体になってしまうことになってしまう。健康を維持しようとシェイプ・アップにせっかく挑んだのに身体の活性組織を破壊してしまうのでは本末転倒もいいところである。だが、人はすぐ目につく結果にまどわされてしまう。そこに商売人が目をつけ、事態を悪循環させているのが現実となっている。

4　シェイプ・アップの留意点

断定的な表現になるが肥満は疾病と考えたほうがよい。表10に示したように実にさまざまの疾病と関係している。見た目にもよくないし、横に座れば場所をとるし、暑苦しい。ドクターは脂肪でメスの刃がこぼれるとこぼす。服飾費は高くつくし、すぐに汗をかく。保険の算定も厳しいと悪いことずくめである。

表10　肥満にともないやすい疾病・障害

1.短　　命	
2.循環器系	高血圧、高脂血症、動脈硬化、狭心症、心筋硬塞、脳卒中、慢性腎不全など
3.肝・胆系	脂肪肝、胆石、胆嚢炎など
4.代 謝 系	糖尿病、痛風など
5.呼吸器系	慢性気管支炎、肺炎など
6.性　　腺	月経不順、不妊、性欲減退、性器短小など
7.骨・関節	変形性膝関節症、腰痛症など
8.そ の 他	感染に対する抵抗力の減弱、多汗症など

（フィットネス・マニュアル：健康・体力づくり事業財団）

さて、肥満の原因であるが二つに大別されている。「症候性肥満」と「単純性肥満」である。症候性肥満は明らかな基礎疾患を有しているものだが、その数は少ない。大部分は単純性肥満である。だから太らなくて済むはずなのである。だが太ってしまう。その原因は脂肪細胞のサイズが大きくなる場合と脂肪細胞の数が増えるのと二つ考えられている。脂肪細胞が大きくなるのを「肥大型肥満」というが、これは細胞増殖の止まった成人以降に起きる。肥満細胞の数が増えるのは「増殖型肥満」と呼ばれ、増殖の時期は三回あるとされている。第一回目は胎児期で、お母さんが妊娠末期にエネルギーを過剰に摂取すると胎児の脂肪細胞が増えてしまう。第二回目は生後一カ年である。これもお母さんの影響が大きい。大きく育てと栄養を与えすぎると増殖する。第三回目は思春期である。この時期も摂取エネルギーが多くなると脂肪細胞が増えてしまう。時折、町で見かける超肥満者は、この増殖型と成人以降の肥大型が組みあわさってしまった「混在型」といえる。

しかも困ったことに一度太ってしまうと、なかなか元にもどらないのが肥満であるし、減量に成功したと思っても再び太ってしまう〝ヨーヨー現象〟の起こるのも肥満である。この原因として三つが指摘されている。第一はインスリン分泌の変化である。インスリンは脂肪合成を促進し、分解を抑制する働きがあるため、太りやすくなってしまう。第二は肥満すると基礎代謝が低下してしまうことである。体重が重くなれば、できるだけ少ないエネルギーで維持しようと身体が対応してしまうわけである。第三は脂肪合成酵素の働きが促進されてしまうことがあげられている。このためますます太ってくるという悪循環になってしまう。

このように一度太ってしまうと、ちょっとやそっとの努力では減量効果があがらなくなってしまう。〝水を飲んでも太る〟というが、スマートな人はそんなことはいわない。太ってしまったが故に、肥満回路がはりめぐらされてしまったから出る台詞なのである。したがって太らないことが大事だし、太り始めたら正しいシェイプ・アップの方法を身につけることである。脂肪のつまみ出しとか、中国茶、食物繊維等々の風聞にまどわされてはいけない。脂肪細胞がつまみ出せればガン細胞もつまみ出せることになる。通常の食生活を変えずに中国茶や食物繊維を摂ったからといってシェイプ・アップする道理がない。シェイプ・アップの王道は一つ。適切な食事と適切な運動の組み合わせである。そして時間をかけることである。二〇年も三〇年もかかって太ったものを一週間や一〇日でシェイプ・アップさせようと考えること自体が誤っている。肥満は胎内にいる頃からのライフ・スタイルのあり方を正直に反映しているのである。

III　スタミナ

1　スタミナの意味

持久力というよりスタミナと称したほうが理解が早い。スタミナという言葉は日常生活でも頻繁に使われている。いわく、〝スタミナが失くなった〟〝スタミナが切れた〟というように。staminaはstaying power（根気）、power of endurance（持久力、忍耐力）の意である。ある動作をしつづけたり、ある状態を維持することを保てれば保てるほどスタミナが多いことになる。保てることができなくなる状態が〝疲労〟である。したがってスタミナとは〝疲労に耐える能力〟と定義できる。

ひと口に疲労といってもいろいろある。精神的疲労と肉体的疲労とに概念的には大別できるし、

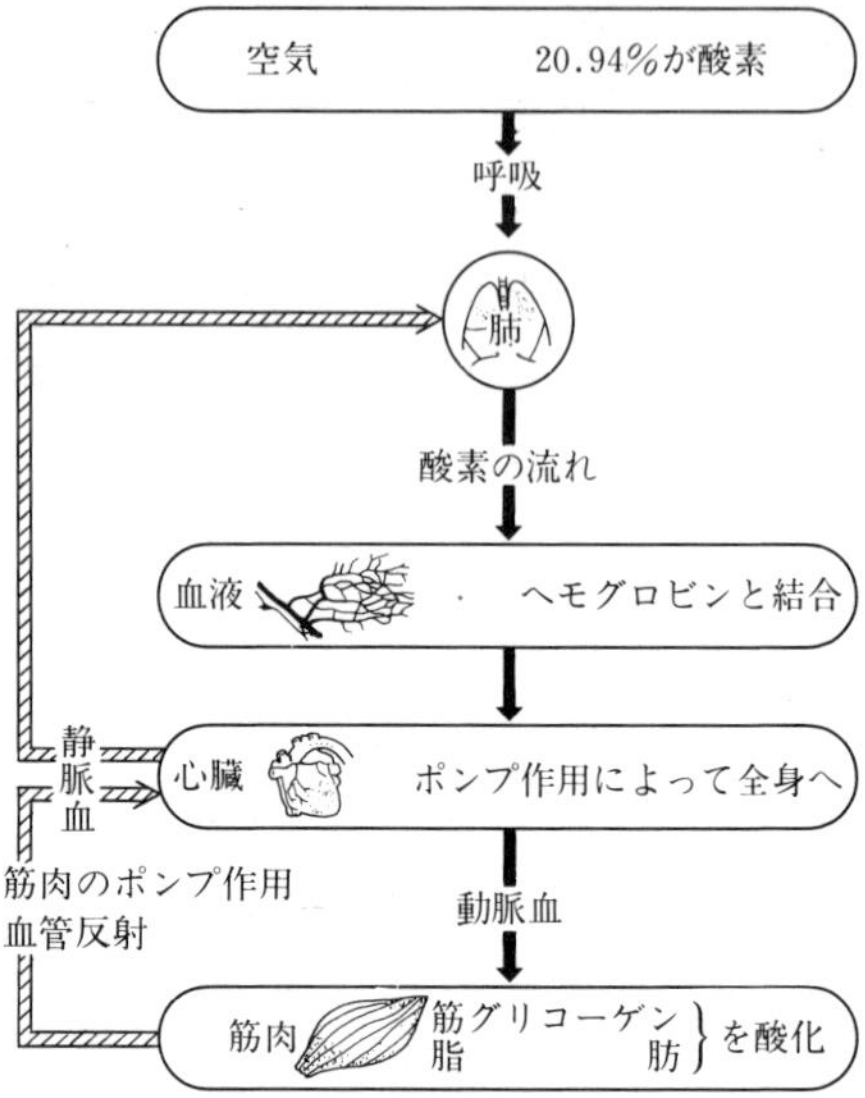

図11　有酸素運動における酸素の流れ（青木　1985）

肉体的疲労は呼吸循環機能の疲労と筋肉の疲労に大きく分けられる。さらに両者とも体内の酸素を利用して疲れるのか、大気中の酸素を使う能力が疲れるのかといったようにエネルギーの産出には欠くことのできない酸素の利用方法によっても違ってくる。体内の酸素を利用するエネルギーの産出は乳酸の発生を見ないのと見るのと二つある。乳酸が発生しない方法だと出力は体重一kg当たり、一秒で一三カロリーであり、乳酸を発生する方法だと体重一kg当たり、一秒に七カロリーである。両者とも無限にエネルギー産出はできず前者は約七分七秒、後者は約三三秒しかもたない。これが〝アネロビクス〟といわれているものであるが高出力では長続きしない。一方〝エアロビクス〟は出力は小さいものの長続きする。その代わり酸素を大量に外気から取り込まねばならない。燃料である炭水化物や脂肪の五カロリーのエネルギーを産出するのに酸素を一リットル必要とするから体内の酸素を借りていては間に合わない。どんどん大気中の空気を取り入れ筋肉に送り届けてエネルギーをつくり出すわけである。このため、酸素を摂取する能力の最大値、最大酸素摂取量を測定することがもっとも科学的なスタミナの指標となっている。

現代人が必要としながらも欠けているのがこの〝エアロビクス〟のスタミナである。五分も走りつづけることができない。一〇分立っているのも辛いという人が多くなってきている。エアロビクスのスタミナがなくなっているからすぐに疲れてしまうのである。このスタミナの無さが運動不足病——心疾患、糖尿、そして肥満等を生みだす原因のひとつになっている。「かつて人びとは獲物を得るために走らなければならなかった。現代人は健康を得るために走らなければならない」とは著名な生理学者オストランドの言であるが、けだし名言である。しかし、現実にはオストランドの警告よりもっとひどく、現代人は歩くことすら機械に委ねようとしている。エスカレータやエレベータどころか〝動く歩道〟すらある。文明化とは歩く・走るを失うことではないかと思われるくらいに人は動くことを避けている。

動くことは人間の本能だという人がいるが信用できない。人は、食べる、眠る、性を営むという種の保存が大事で、これを満たすために人びとは動かなければならなかったのである。しかし、動かなくても満たせることができるように知恵を使った。そして、人は動かなくなってしまったのである。本来的に人間は怠惰なのであろうか。人口授精が一般化すれば、最後の労働とも呼んでよい性行為でさえ、動かなくても済むようになってしまう。人は一体どこまで自分の身体を使用しないでいれば十分になるのであろうか。

2 スタミナの測定法

エアロビクスは大気中の酸素を取り入れることが必要だとした。図11に示したように肺に入った酸素は血液に入り、ヘモグロビンと結合し動脈血として心臓に送られる。心臓はポンプ作用によって動脈血管系を通って筋肉に達する。筋肉に取り込まれた酸素は筋グリコーゲンや脂肪を酸化させエネルギーを発生する。したがって、酸素を摂取する能力が高ければ、それだけエネルギー発生が高いことになる。最大に酸素を摂取できる量、すなわち〝最大酸素摂取量〟がスタミナの最もよい尺度として用いられる。

最大酸素摂取量を求めるためには、被験者を少なくとも五分間は連続して運動させ、もうこれ以上できない、いわゆるオール・アウトまで追いこまなければならない。しかし、これを一般の人にやらせるのは危険だし、測定そのものが特殊な用器具や専門的知識を有したスタッフを必要とする。いつでも、どこでも誰でもが測定できるわけではない。では、一人でも容易にスタミナを測定する方法はないのであろうか。

そこで考えて欲しいのがヒトが人類として成立した根源である。〝直立原人〟といわれるように、まず〝立つこと〟であり、次いで〝歩くこと〟であった。直立し、移動することにより人類は進化したのである。生きてゆく基本が、立ち、歩くことだったのである。その二つの行動を失いつつあるのが現代人なのである。立つ、歩くことをしないことに順応してゆくのが新たな人類としての出発であれば、それでもよいであろう。だがしかし、立つ、歩くを失いつつある今日まで要した時間は、たかだか五〇年に過ぎない。そのたった五〇年の間に人は心身を歪めている。人は動くことを本能とはしないが、動くようにつくられていることは確かである。大気の中で自由に動き回ることを無上の喜びとする。自由な手と足があってこそ人類であろう。ヨーロッパでは寝たきりになった人のことを〝水平の人〟と呼んでいるが、水平になって人は喜びを感じるのであろうか。立位し、移動してこそ生を感じるのである。

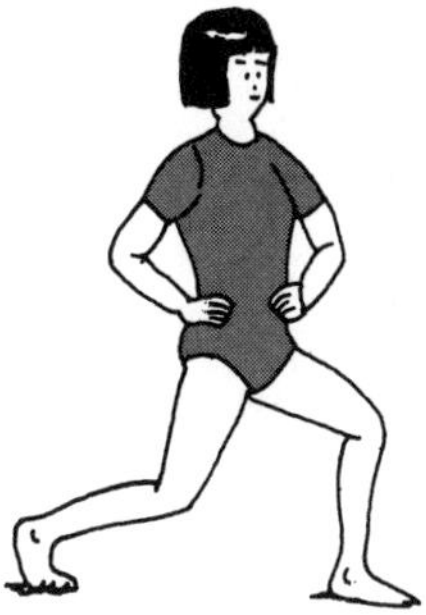

図12　足の踏み出し

この立場に立ったとき、最低限もつべきスタミナとして足で自分の体重を維持し、移動できるか、すなわち歩けるかが〝必要にして十分な〟スタミナを判定する指標になる。そこで、「足の踏み出し」を測定科目として考えてみた。これが連続してどの位の数をつづけたら息がはずんでくるかである。ハーハーが始まったら直ちにストップであるが、二〇回を軽くクリアーできれば最低限のスタミナはあろう。

3　エアロビクスのすすめ

エアロビクス(aerobics)という言葉を国際用語にしたのはアメリカの医師クーパーである。クーパーは一九六八年に『Aerobics』という本を出版した。この本は版を重ね、同氏の言によれば〝全世界で一二〇〇万部売れた〟ほどの超ベストセラーになった。日本には約十年遅れで輸入されたが、かなり変形されていた。エアロビクスの語源はどこかにいってしまって、レオタード・スタイルで音楽にあわせて動くのが代名詞になってしまった。その後、クーパーが三度ほど来日し、マスコミでも正しい情報が提供されるようになったのは何よりのことである。

エアロビクスの日本語訳は「有酸素運動」である。すでに記したように大気中の酸素を利用してエネルギーを発生させるものである。歩く、走る、泳ぐ、漕ぐといったように進行形の運動は総て有酸素運動である。クーパーの定義によれば〝十分に長い時間をかけて心臓や肺の働きを刺激し、身体内部に有益な効果を生み出すことのできる運動〟であり、その目的は①多量の空気を吸い込み②大量の血液をからだ中に力強く還流させ③身体のすべての部分に酸素を供給することである。この目的を達成するには一分間の脈拍数が一五〇で五分を必要とし、それ以上つづけることによって効果が得られる。脈拍数が一五〇以内であれば、時間を五分以上つづけることが必要になる。しかもできれば週に四回、最低でも二回は実施しないと効果は得られない。エアロビクスの身体に及ぼ

表11　エアロビック運動によって期待される効果

１．呼吸循環機能を高める
○酸素摂取能力が高まる
○呼吸の効率が改善される
○心筋の効率が高まる
○赤血球や血流量が増加する
○動脈血圧が減少する
２．筋機能を高める
○毛細血管網が発達する
○有酸素的エネルギー発生反応が改善される
○筋力、筋持久力が高まる
○柔軟性が高まる
３．シェイプ・アップを促進する
○トリグリセライド、コレステロールなど血清脂質が減少する
○体脂肪の蓄積が減少する
４．“こころ”のリラクゼーション
○生きるよろこびが増す
○精神的ストレスによる過緊張が減少する

（フィットネス・マニュアル：健康・体力づくり事業財団）

す効果を表11に示しておいた。

エアロビクスの要点は四つある。すなわち

①どんな種目を
②どのくらいの強さで
③何分つづけて
④週に何回ぐらいするのか

どんな種目を選ぶかは個人の選択の問題であるが最近注目されているのが「特異性」である。泳ぐことをつづけていると、その能力は高まるが、他の運動をすると同じ能力にはならないのである。当然といえば当然で、そうでなければマラソン選手は水泳でも自転車でも強いことになる。誰もが容易にでき、傷害の少ないのは〝歩く〟ことである。しかし、散歩では強さが足りない。強さは目標脈拍数で知ることができる。次の式を覚えておこう。

最大脈拍数＝二二〇－自分の年齢

目標脈拍数＝(最大脈拍数－安静時脈拍数)×係数＋安静時脈拍数

脈拍数は図13のようにして測る。安静時脈拍数は起床時に測って平均値を求めておくとよい。問題は係数であり、スタミナ・テストの評価で決めるが（　）に示した運動経験によって決めてもよいであろう。

レベル5　係数〇・八（この二年運動中）
レベル4　係数〇・七（この一年運動中）

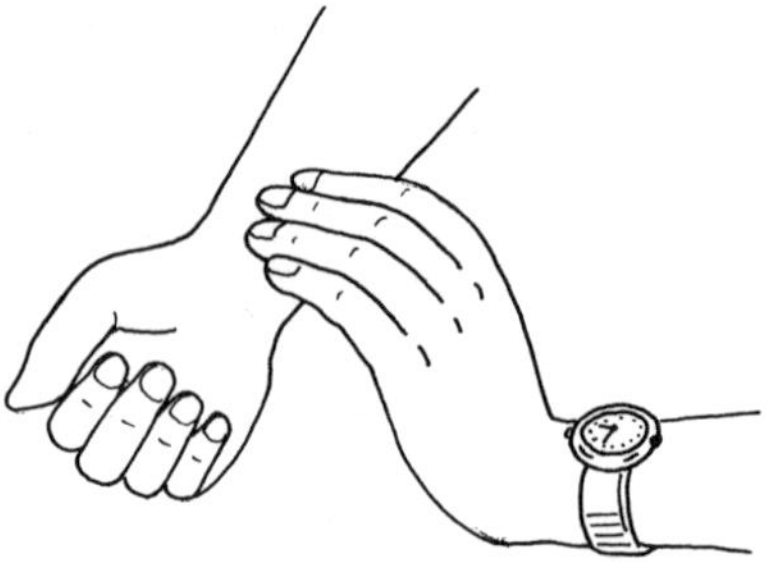

図13　脈拍数の測り方

レベル3　係数〇・六（この半年運動中）
レベル2　係数〇・五（この三カ月運動中）
レベル1　係数〇・四（この一年運動なし）

何分つづけたらよいかであるが、一五分が標準となっている。慣れるに従って長くするとよいが健康が目的であるなら三〇分で十分である。最後に頻度であるが、一日置きに実施することをすすめておく。一日の運動時間が三〇分を越え、頻度が四回を越えると逆に傷害を起こす危険性を有しているからである。

4　エアロビクスの留意点

数年ほど前のことであるが、ある一人の著名人がランニング中に死亡した。その人の名はJ・フィックス。彼は「Complete Running」（日本語版〝奇跡のランニング〟）の著者で、アメリカにおけるランニング・ブームの火つけ役であった。ランニングの火つけ役が、こともあろうにランニング中に心筋硬塞で倒れてしまったのである。それみたことかと、ランニングに対する非難が高まった。気の毒なのはランニングであったが幸いランニングには人格がないので何も答えなかった。ランニングがいけないのではない。ランニングの仕方が問題なのである。フィックスは家系がすべて心筋硬塞で倒れているにもかかわらず、ランニング歴一六年の間に一度もメディカル・チェックを受けていなかった。さらに、ランナーにありがちなのであるが、走るにつれてスピード・アップしていったのである。

トータル・フィットネスにおける運動は、ただやればよいというわけではない。エアロビック・ダンスのインストラクターの半数は下肢に傷害をもっているとの報告もあるように、運動はし過ぎれば人体を傷つけるし、まかり間違えば死に至らしめる。筆者の知りあいであった一人のドクターはフルマラソンを何度走り切ったか知れないほどのスタミナの持主であったが、トライアスロンの水泳中に沈没し、脳の血管障害を起こし、三年後に帰らぬ人となっている。

　このように運動は人体にとってきわめて強いストレスである。その意味でいえば、運動のインストラクターは人の命を預かっているのである。よく見られる光景であるが、同じ曲で同じ振り付けで、性、年齢、体力レベルの違う人に同様に指導するのは愚の骨頂である。何年か前にある薬品会社の副社長が犬の散歩中に死亡した。誠に気の毒なことではあるが、犬の散歩は犬にとっては適切な強さの運動ではあるが人にとっては強過ぎることもある。人間は人間の、個人は個人のペースを守らなければならない。そのペースも毎日、同じというわけではない。体調のよい日も悪い日もある。それを一律にしていたのでは知恵がなさすぎる。

　そこでぜひ行なって欲しいのが運動中に立ち止まって脈拍を測ってみることである。すぐさま測ることが肝要である。三〇秒とか一分という時間が経過すると脈拍が下がってしまうからである。運動直後に一五秒間測るとよい。それを四倍すると一分間値になる。一分間値が目標脈拍数になっているかどうかをチェックする。±《プラスマイナス》一五%前後ならよいが、一〇%多かったのであれば運動強度が強過ぎていることになる。一〇%少なければ弱かったことになる。特に注意すべきは多いことである。目標脈拍数を越えると不整脈の起きるのをずいぶん見てきている。

　もう一点は、自分の体調をウォーミング・アップの最中につかむクセをつけることである。ゆっくりなジョギングであっても身体は不調の時には何かの信号を送ってくれる。左足のつる感じ、いつもと違う動悸、身体の重さ、呼吸のリズム等との微妙なズレをキャッチすることである。このズレを感じる度合いは経験が必ず教えてくれる。そしてズレがあったら、その日は無理をしないことである。場合によっては止めてもよいであろう。

Ⅳ　ストレングス

1　ストレングスの意味

人体には約三〇〇種六五〇個の筋が存在する。その一つひとつが咬み合って収縮、伸展することによって合目的な動作ができることになる。動物と植物の違いは筋肉を有しているかいないかである。筋肉がなければ移動することはできないし、声は出ないし、顔の表情も変化しない。姿勢を維持することすらできない。筋肉があるからこそ、一旦緩急あれば脱免の如くに飛び出すこともできるし、フルマラソンを走り切ることもできる。ストレングスとは筋力のことで、〝筋肉が収縮・伸展することによって発揮される力〟といえる。

だが、筋力というとすぐに想像しがちなのがボディービルである。〝筋肉隆々〟になってしまう。そんな筋力はマニアにまかせておけばよいのであって、トータル・フィットネスに欠くべからざる筋力—ストレングスは抗重力筋の力である。〝アメンボウ症候群〟という言葉を聞いたことがないだろうか。駅のホームでよく見かけるのだが、座る所がないとペチャとお尻を床につけたような姿勢である。彼らは立っていることが億劫になりペチャ座りをしているのである。茨城県の高校の先生が彼らの背筋力を調べたら、標準よりはるかに低かったという。背筋は抗重力筋である。通勤電車で席が空くと座りたがるのは近年では若者になっている。老人や身体が不自由な人に目がゆかないほどに現代の若者は筋力が低下しているのだろうか。

〝起立性失調〟といって少しの時間でも立っていると倒れてしまう子どもが増えている。これも抗重力筋の弱さといえる。抗重力筋の主要筋は腰背部の筋肉と足の筋肉である。この衰えは脳への刺激を弱めてしまう。良い例がある。授業中に居眠りをしている生徒が立たされることがある。立たされると居眠りしていた生徒の目はパチッと冴えてくる。立つことによって足の筋肉が緊張し、脳に刺激を送っているから目が覚めるのである。座していると抗重力筋が弛緩しているので刺激がなく、ついウトウトとなる。立っていては眠れない。

この筋力を使わなくしているのが現代社会である。正座から立ち上がることはとっくに消え椅子になってしまった。車通勤はほとんど筋肉を必要としない。ドア・ツー・ドアの生活様式は筋力活動を奪ってしまったといっても過言ではない。脳への刺激が弱まることは脳が活性化を失うこと、すなわち呆けてゆくことではないのか。仏典にある〝動中の工夫は静中の工夫に優れり〟とは、まさに脳を活性化せよということで、動くことによって脳を刺激し工夫をしなさい、座していてはダメなのだと教えてくれる。昔の人が知っていたことを現代人は忘れている。

〝無筋症〟にみられるように筋力が衰えてしまう人は一歩も動くことができなくなる。そして筋肉は適切に使うことによって初めて力をつける。女性は、この力―ストレングスを嫌いがちであるが、筋肉があってこそ美しいプロポーションを保てるのである。足首の細さは、ふくらはぎに筋肉があることによって強調される。バストやヒップの高い位置もストレングスがあってこその賜なのである。ストレングスのない人は骨に脂肪がぶら下がっているにすぎない。

ミロのヴィーナスの静的な美もまた筋力のなせるものである。ヴィーナスが肥満で、身体に凹凸がなければ美しさは出てこない。出るべき所が出て、減っこむべき所が減っこんでいるから美しくなるのだといえる。

2　ストレングスの測定法

ストレングスの測定法ですぐに思いつくのが握力である。簡易な測定法であるが、それがよいからといって抗重力筋が優れていることにはならない。抗重力筋の主要筋である腹背筋を試すテスト

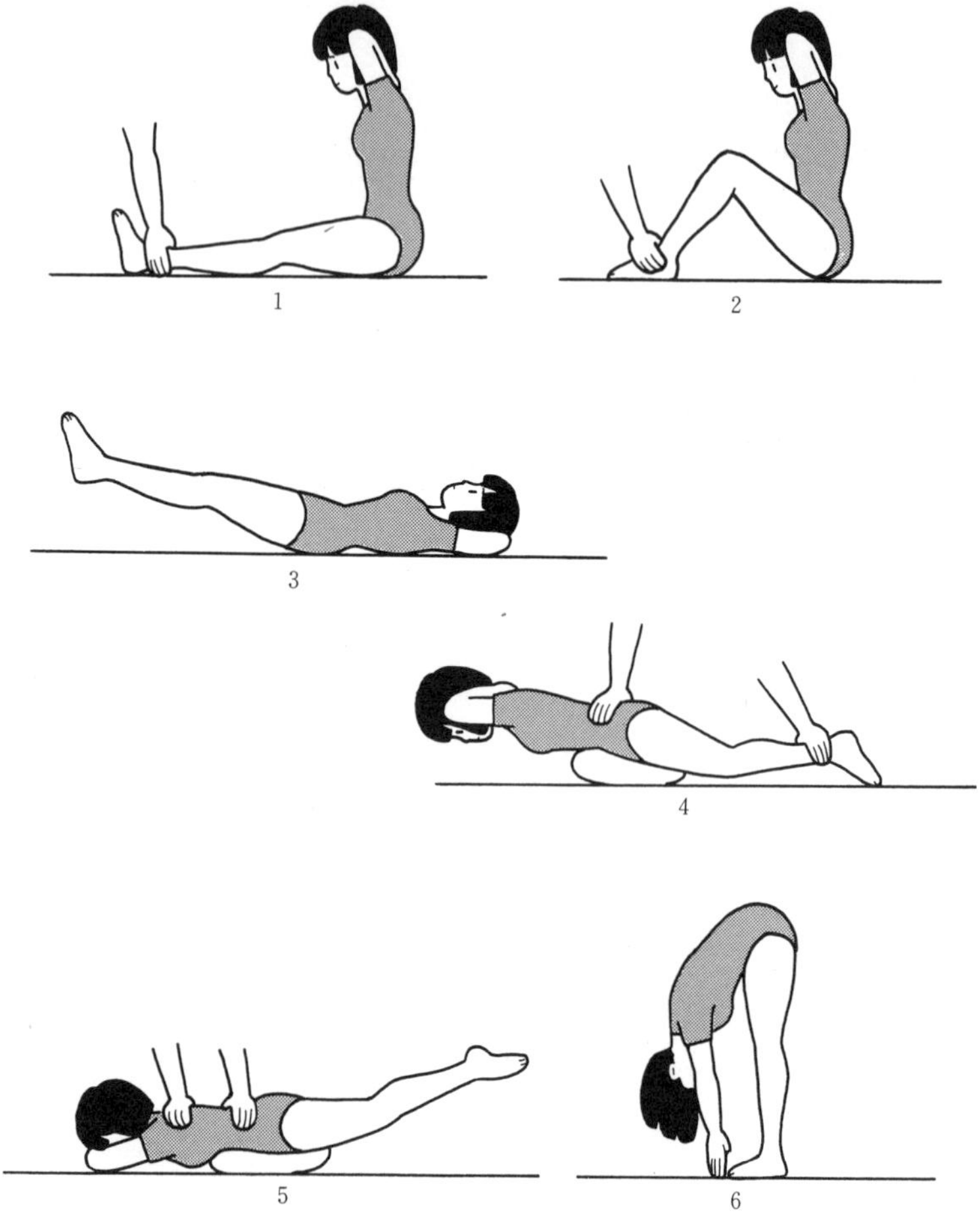

図14　主な姿勢筋群の最低必要筋力と柔軟性のためのK-Wテスト
(運動不足病：ベースボールマガジン社)

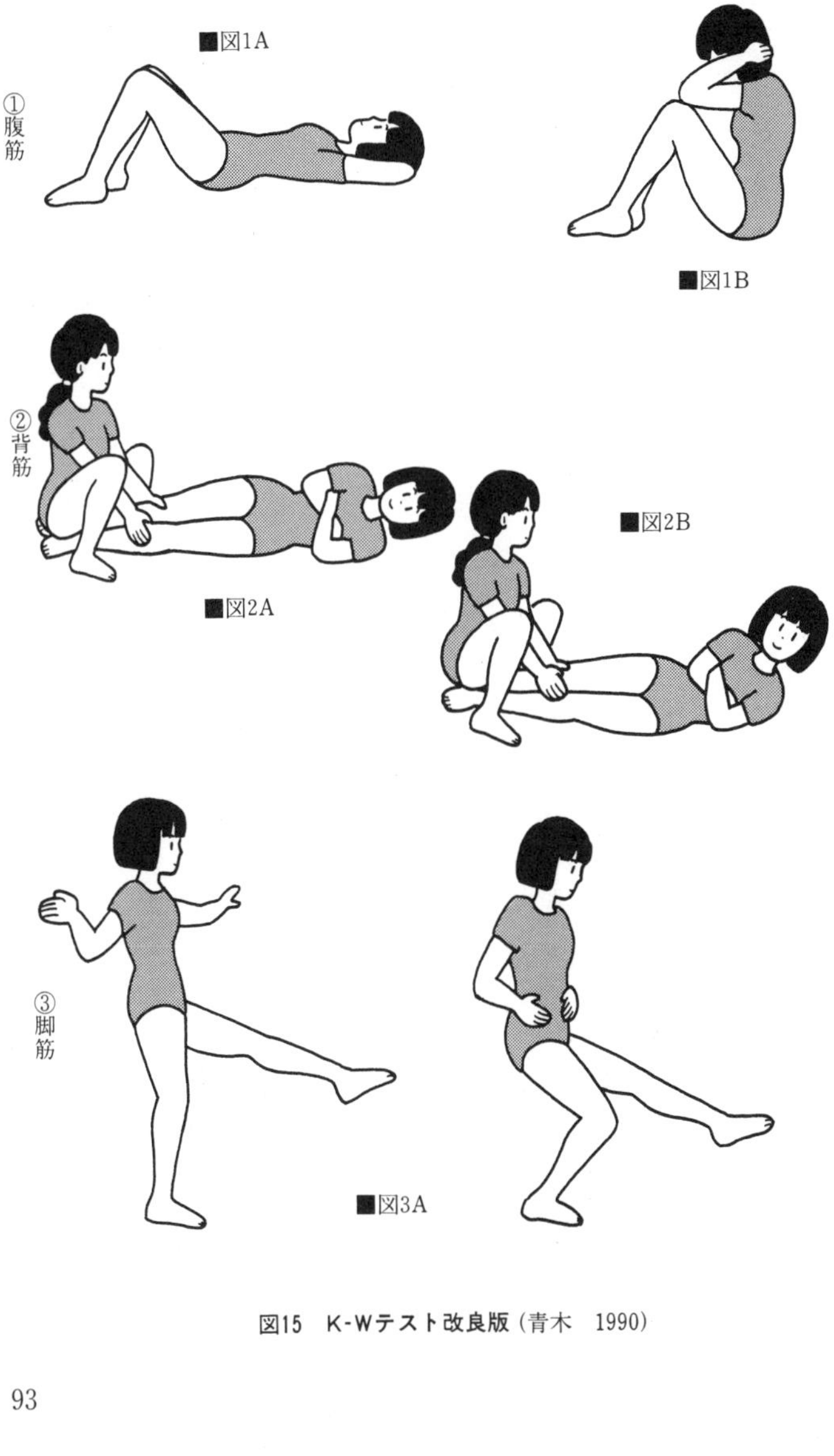

図15　K-Wテスト改良版（青木　1990）

として一九五〇年にクラウス・ウェーバー・テストなるものが開発されている。これは腰痛との関連を示そうとするもので図14にあるように六つの科目から成っている(一つは柔軟性)。古典的ともいえるが参考までに示しておく。

これから紹介する抗重力筋を測定する方法はクラウス・ウェーバー・テストを最近の知見により改良したものである。まず腹筋である。図15-1Aの姿勢から図1Bのように起きあがれるかである。四〇代以上の人は、まず起きあがることができない。最近では二〇代でもダメな人を見うける。自分の上体を自分の腹筋で起きあがらせることができないのである。

図2Aに示したのは背筋力をみるものである。上体と足が真っすぐになっていることを確認しよう。一気にグイッと起きあがる必要はない。床から浮けばよい。ただし真上にである。腹筋より背筋のほうが強いので起きあがったら一〇秒維持できるか試してみよう。このテストをしていると案外に多くの人が上体を前に出し反動で起き上がろうとする。衰えつつある腹筋を利用しようとしているのである。それだけ背筋が弱くなっているのである。

図3Aに示したのは足の筋力を試すテストである。片足支持で立った姿勢から支持足の膝を折り曲げてゆき、お尻か床に触わるぐらいまで落とすが、他方の足を床につけてはダメである。男性はこの姿勢から再び元の姿勢にもどればよい。女性は深く曲げた姿勢を五秒でも維持できればよい。

この三種目でストレングスの測定は十分である。というよりせめて、このくらいのストレングスはつけておいて欲しいと願う。

3　ストレングスのすすめ

ストレングスがすすめられる大きな理由のひとつに疾病との関係がある。腰痛である。かつての腰痛は使い過ぎによるものであったが現代の腰痛は使わな過ぎによる。図16を見て自分のオヘソの真後ろを上から下になでおろしみるとよい。内側に向かって湾曲していることが分かるだろう。反った外側には背筋が、内側には腹筋がある。そして上からは重力がのしかかってきている。この三つの力のバランスが保たれていることによって湾曲が適切に維持されていることになる。

腹筋と背筋の力が衰えてくるとどうなるだろう。適切な湾曲を維持できずに図16-Bに示したごとく湾曲が一層ひどくなる。家にたとえれば腰椎が柱であり、腹筋背筋は梁である。梁が衰えればもろに柱に力が加わる。肥満の人は腹部に脂肪をつけることによってより強調される。妊婦と同じことになる。妊婦が腰を痛め易いのはよく知られている事実である。妊婦は腰を痛めても出産という大仕事をするが、そうでない人は会社を休み、医療費を払うことになってしまう。会社も本人も損するだけである。

第二の理由はすでに記したが、「呆け」の予防策である。ここで紹介したいのがゲーテの〝ファウスト〟の一言である。ゲーテは八四歳で死んだがファウストの中で呆けない方法ではないが、若返り法として次のようなことを記している。「あなたを若がえらせるには金も、医者も、魔法もなしでやれる。畑に出かけて、たがやしたり、掘ったりはじめなさい（以下略）。」その通りなのだと思う。何よりも動くこと、すなわち筋肉を収縮・伸展させることが大事なのである。

これに関してつけ加えると、最新の脳生理学の知見によれば、脳細胞からまるで手や足のように拡がる〝樹上突起〟は老人になっても伸びるという。何かの刺激があればこそであろう。刺激は感覚によって伝わる。視覚、聴覚、嗅覚、味覚、平衡感覚、そして忘れてはならないのが「体性感覚」である。それらが意識されて知覚になる。知覚こそ人類の財産であるが、その基底をなす感覚は体性感覚ではなかろうか。

人は動物であるが、動く物としての位置づけは筋力があってこそである。筋肉は、そこに燃料を有し、酸素の供給を受けてエネルギーを発生する。換言すれば筋肉はエンジンなのである。約三〇〇種六五〇個の小型エンジンを有しているのが人体である。車を所有している人であればエンジンを大切にする。しかし人体のエンジンを大切にしているであろうか。適切な刺激を与え組織の新陳代謝を活発化させなければならない。それが筋力を若返らせ加齢による脆弱化をいくばくかでも抑えてくれるのである。

筋力はまた動的な美しさを保証してくれる。疾走する姿、キビキビと歩く姿、ゴルフのスイング等々は見る者に感動を与えることが多い。シェイプ・アップには磨きあげるの意味もあるが、減量だけでは、あの美しさは出てこない。筋肉によって磨きあげられ、凹凸が美をきわ立たせているのである。脂肪だけでは、あの美しさは表現できない。ロスアンゼルスのオリンピックで誰もが息をのんだアシュホードの美もまた同じである。

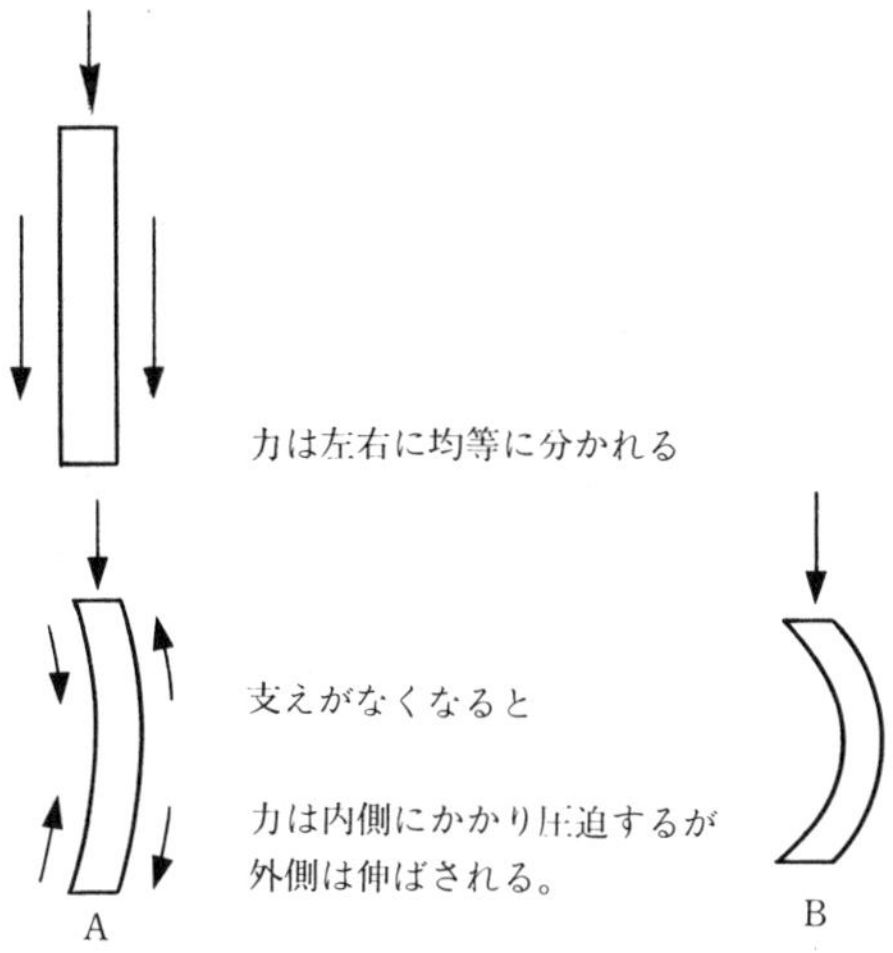
力は左右に均等に分かれる
支えがなくなると
力は内側にかかり圧迫するが
外側は伸ばされる。
A
B

図16　腹筋と背筋の関係

4　ストレングスの留意点

ストレングスを高めるうえで、まず留意すべきは大きな筋肉部位から始めるということである。その理由はしごく簡単で、小さな筋肉部位から始めてしまうと、その部分が疲れてしまって大きな筋肉部位を動かすことに無理が生じるからである。たとえば指先の筋肉が疲労して力が抜けてしまうと鉄棒を握れなくなるようなことである。一般的には図17に示した順序で行なうことがすすめられる。

　中高年者や血圧が高めの人が避けるべきは〝アイソメトリック〟と呼ばれる方法である。胸の前で手をあわせて最大の三分の二の力で六秒間押しっこをするなどが代表的な方法であるが、これは血圧を上昇させる。もっとも、この方法は実際にやってみれが分かるが少しも楽しくない。腕相撲のように相手があれば、まだいいが一人で顔を赤くして力を込めるのでは興味が湧かない。とにかく力を入れた状態を維持する方法は避けたほうがよい。最近、綱引きが盛んになっているが三〇代も後半になって運動経験の少ない人が参加するのは止めたほうが賢明である。

ポピュラーなストレングスの方法は、〝アイソトニック〟と呼ばれている。ダンベルやバーベルを上げ下げするのが代表である。〝ウエイト・トレーニング〟と称する方法と同意語である。この方法で注意を促したいのは、すぐに重い物を持ち上げようとする愚である。たった一回のトライアルで腰を痛めてしまうことすらある。誠に残念なことである。したがって、まずは自分の身体を負荷にすることをすすめたい。

自分の体重を負荷にするにせよ、バーベルやダンベルを負荷にするにせよ努責（いきみ）は避けるべきである。努責の時は必ず呼吸を止めている。そうすると胸の中の圧力が急激に高まり心臓では一八〇㎜Hgを越えることすらある。努責を止めると今後は急激に血圧は下降する。これを繰り返していると失神してしまうことがある。

したがってストレングスの要点は弱い負荷から始めるということである。腹筋運動を例にとると、両手を首の後ろで組んで起き上がれなかったら胸の前で組めばよい。それでもダメなら両手を膝頭

図17　筋力トレーニングにおける運動の順序
(Fox, 1979)

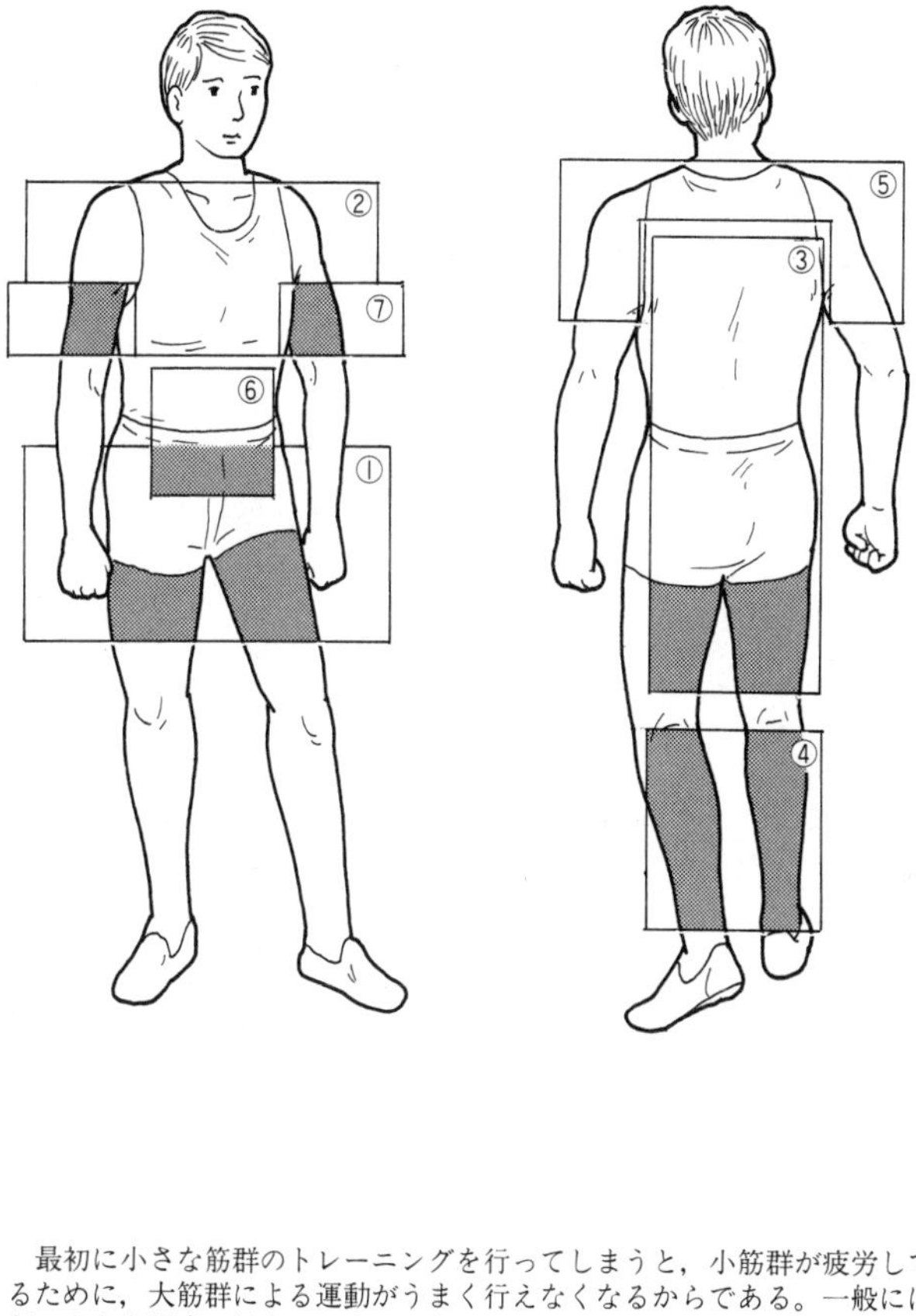

最初に小さな筋群のトレーニングを行ってしまうと，小筋群が疲労しているために，大筋群による運動がうまく行えなくなるからである。一般にはつぎのような順序で行うのが良いとされている。
①大腿と腰　②胸と腕　③背と大腿背面　④下脚部
⑤肩と上腕背部　⑥腹部　⑦上腕部前面

にあてる。このように自分がどのくらいの負荷ならできるのかをまず知ることである。そしてできる負荷から始めることである。

トータル・フィットネスの視点に立つと筋力のスタミナも大事である。爆発的なパワーは一部の人たちにまかせておけばよい。その意味でも軽い負荷から始めることが強調される。このようなトレーニングを積んでゆくと毛細血管が発達する。閉鎖していた毛細血管が開通し、筋線維により多くの酸素と栄養素を運ぶことができるようになる。また、筋中に発生した疲労物質である乳酸、二酸化炭素をより多く、より速やかに除去するようになる。一気に重い物を持ち上げるのがストレングスだと考えるのは止めよう。軽い負荷でよいから繰り返すことが大事なのである。したがって週に少なくとも二回、できれば三回はストレングスを高めるトレーニングを行ないたいものである。物を持って歩く、階段を一段置きに昇る、電車の中で立っている、こうした日常生活の中でできる筋力アップの方法はいくらでもある。

二〇年ほど前に西ドイツを訪れた際に、陸上競技のコーチとして有名なウィッシュマン博士の自宅に招かれたことがある。確かマンションの三階であったと記憶するが、彼は片足でピョン、ピョンと昇ってゆくのである。踊り場に着くと足を変えてピョン、ピョン。ヘェーと感心している私を見て、〝エブリシング　トレーニング〟と片目をつぶった。その時の彼は七〇歳を越えていた。

V　ストレッチング

1　ストレッチングの意味

運動部に所属した経験のある人なら誰もが味わったのが柔軟体操のきつさである。先輩が背中にまたがりグイグイと押しつけてきて悲鳴をあげたものである。股をさかれるのではないかと感じた人もいるはずである。なんとも無茶苦茶なことをしたものである。今日ではこのやり方は否定されている。代わって登場したのが〝ストレッチング〟である。

ストレッチング（streching）とは、引き伸ばすという意味であるが、運動の場面で使う場合には〝筋肉および結合組織の伸展性〟と定義できる。

従来より実施されていた方法は反動をつけていた。一、二、三と声をかけ、三で強く押す（される）方法が一般的であった。柔軟性を増す唯一の方法でもあった。これに疑問を投げかけたのが南カリフォルニア大学のデ・ブリーズ博士であった。彼は同大学の選手たちが反動をつけた柔軟体操によって痛みを生じさせていることに気づき、痛みを生じさせない柔軟体操を考案した。それが〝ストレッチング〟である。博士は反動をつけた方法と反動をつけずにほどよく伸ばされた状態を一分かそれ以上つづけさせ両者を比較したのである。この結果、前者には痛みの訴えが多かったのに後者にはなかった。伸展状態を保つという全く新しい柔軟性を高める方法が誕生した。この理論を取り入れ、素晴らしいイラストでストレッチングの普及に情熱を注いだのがボブ・アンダーソンである。実にタイミングがよかったのは、この時期（一九七八年）はアメリカにおいてランニング・ブームが頂点に達し、走り過ぎによる弊害が続出していた。走り過ぎで筋が固縮し、傷害すら起きていたのである。筋肉が固縮してしまったら伸展すればよいではないかと、単純といえば誠に単純な方法であるが、実際に伸展させてみると気持ちがよいのでアッという間に普及してしまった。

今日、ストレッチングが脚光を浴びるようになったのは目新しさに効果があった事実も見逃せないが、もうひとつの要素として現代人の〝筋の固さ〟が顕在化したことがあげられる。精神的ストレスの増大により筋肉の緊張が一般化し、腰痛や肩こりが普遍化しているのは周囲を見渡せばすぐに理解できよう。クッションのように弾力性のある筋肉のはずである子どもすら硬くなっている。脂肪が多いために男性より女性のほうが柔らかいはずなのに硬いという例も多い。いわんや男性はもうガチガチである。そうした人たちは一様に肩、腰、足に痛み、重さ、だるさといった訴えをする。

こうした筋の緊張を解きほぐす手段としてストレッチングが運動選手だけでなく多くの人に取り

込まれたのである。ただ不可思議なのは、ストレッチングは日本に入ると〝ウォーミング・アップ〟になってしまったことである。真冬に寒風の中でいくつかのポーズを取りながら小一時間もジーッとしているのは誰が考えても奇妙な光景である。風邪をひくだけである。

もちろん、ウォーミング・アップとしての効果もあるがクーリング・ダウンに用いるとなおよい。やってみればよく分かるが実に気持ちよいし、翌日の疲労感が違う。

2　ストレッチングの測定法

体力テストの会場でよくみる光景であるが、床の上に尻をつけ、上体を前に曲げて指先が前にいけばいくほどよい評価を受ける。がんばり過ぎて筋肉を傷めてしまった人もいる。文部省制定の「新体力テスト」の一種目に入っているためよく行なわれるテストである。この方法を是としても、問題は評価の仕方である。上体を曲げ五cm曲がったのがBクラスで一〇cm曲がればAクラスというのはどういうことだろうか。前に曲がれば曲がるほどよいことになる。職業が軽業師ならともかく普通に暮らすのにコンニャクじゃあるまいし、そんなにクニャクニャする必要がどこにあるのだろうか。むしろ異常だといったほうがよい。その警鐘のひとつが図18に示したルーズネス・テストである。クニャクニャするのは関節の可能域が広過ぎるのである。したがってはずれやすいことになる。

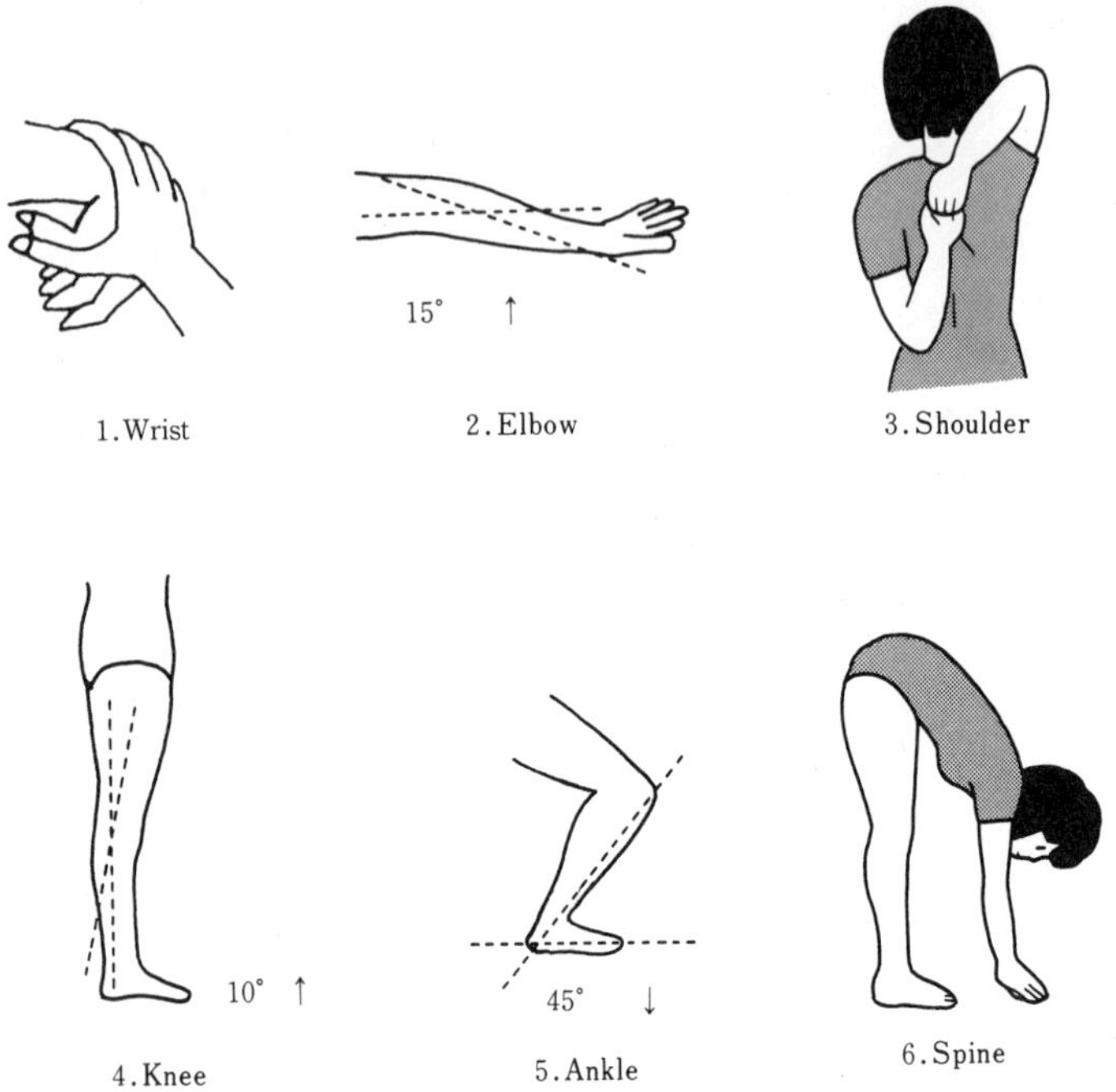

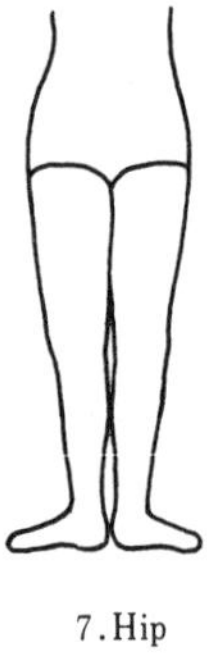

1) 手関節─指に関しては母指が前腕につけば⊕
2) 肘関節では15°以上過伸展すれば⊕
3) 肩関節では背中で指がにぎれれば⊕
4) 膝関節では10°以上過伸展すれば⊕
5) 足関節ではしゃがませて45°以上背屈可能であれば⊕
6) 脊柱では手掌が床につけば⊕
7) 股関節では立位で外旋し足先が180°以上開けば⊕

図18　全身関節弛緩性テスト（中嶋）

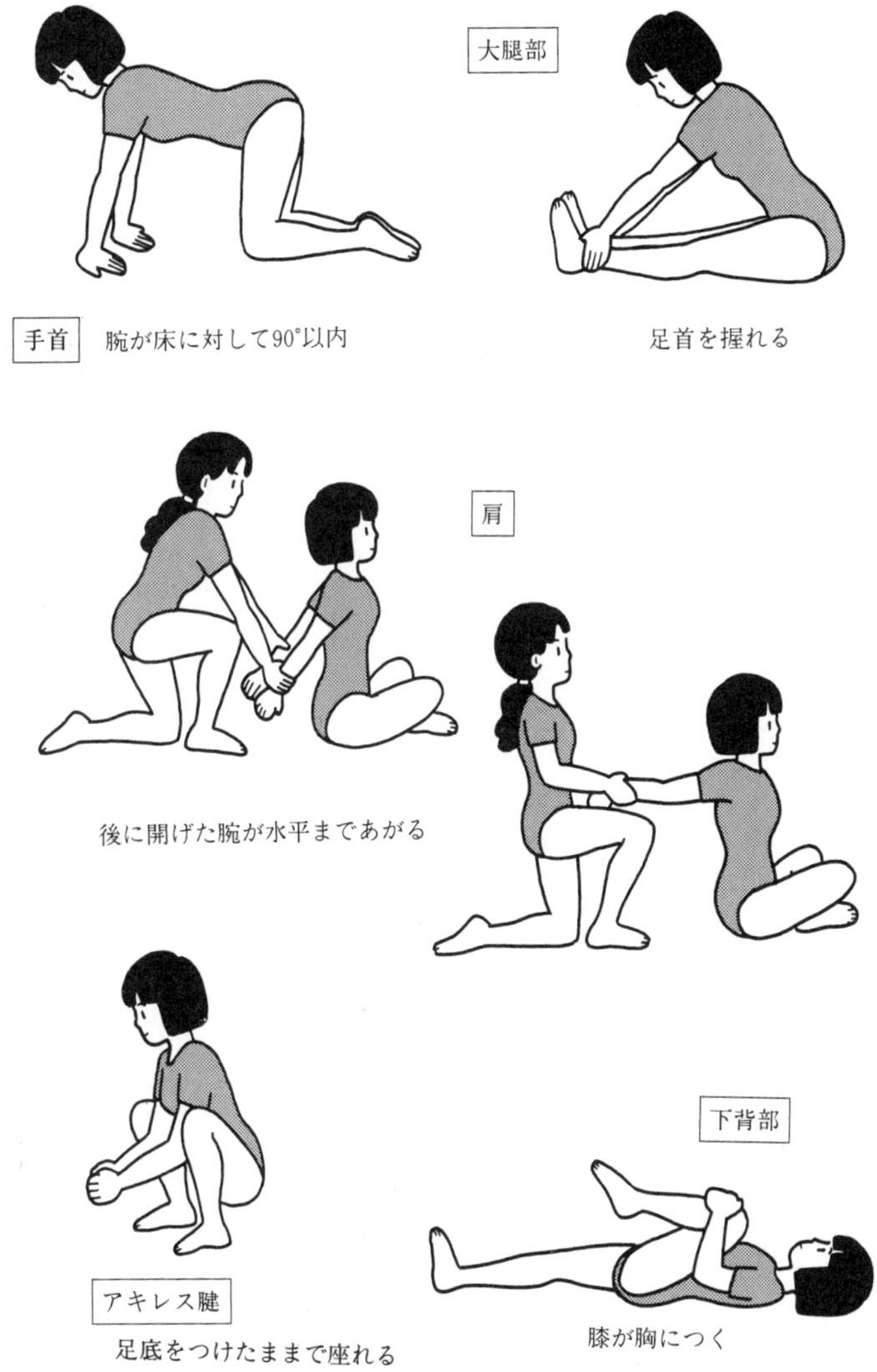

図19　ストレッチング5課題

もうひとつの問題は、どこの部位がストレッチングされればよいかである。とにかく六五〇個もある筋肉のひとつひとつを伸ばせるのは無理である。職業と関連して硬くなりがちな部位の伸展性をチェックすることが大切である。現代人の職種、傷害の起こりやすい部位等を観察すると次の五つの部位の伸展性をチェックしておくことをすすめる。

①手首及びその上部
②肩
③下背部
④足
⑤アキレス腱

これらのチェック方法は、できるかできないかである。図19をみて、その場でやってみるとよい。

3　ストレッチングのすすめ

柔軟体操とは痛いものであるといった通説をくつがえしたのがストレッチングといえるが生理的にも利点が多い。第一は痛みをともなわないことである。痛みがあるということは筋線維が切れていることを意味する。切れた部分は瘢痕組織に置き替わるが柔軟性に欠け再発しやすい。練習をしている時にふくらはぎのつる人は、いつも同じということが多い。何度も切って弱くなっているのでつりやすくなっているのである。筋肉の伸展性を高める目的で実施した柔軟体操で筋肉を切ってしまったのでは本末転倒である。その意味から痛みの出る寸前まで伸ばし、その状態を維持する方法は合目的といえる。

第二の利点は血行の改善である。使い過ぎや精神ストレスによる筋の固縮が起きると、その部分は固くふくれ、場合によっては筋炎や腱炎となる。そうなると筋線維が腫れあがり筋線維間を通っている毛細血管が圧迫されてしまう。そうならないように運動後に収縮した筋肉を伸展させてやれば血行が閉ざされてしまうことがなくなる。したがってストレッチングはクーリング・ダウンに本来は取り入れられて然るべきなのである。収縮した筋肉を伸展させることは理の当然なのである。だからといってウォーミング・アップに行なうべきではないといっているのではない。ゆっくり走っている時に左足のふくらはぎに〝しこり〟があるようなら、そこを伸展させてやることの効果は大きい。ストレッチングの基本を理解し、合目的な実践が必要なのである。

第三点は、第一点、第二点を含んだことになるが外傷の予防に役立つことである。外傷には肉ばなれが多いが、これは筋肉の部分断裂である。アキレス腱を切るのは結合組織の完全断裂といえる。そして、これらの外傷が無視できないのは、高齢者においては断裂のために動けなくなり、寝込んでしまうことにより他の病気を誘発しがちなことである。特に下りは危険である。しかし、筋肉及び結合組織が柔軟性に富んでいると断裂しないですむ場合が多い。

意地の悪いことであるが、こんな実験をしたことがある。五〇〇〇mのランニングのあと半数の人には十分なストレッチングをさせ、残り半数は何もしないで休ませた。一夜明けて全員を集合させて質問した。〝足の痛い人は手をあげてみて下さい〟。答えは見事に何もしないで休ませた人たちであった。同じことをハイキングの翌日に経験している人も多いはずである。大腿の前面部が痛くなっているはずである。これは前日に大腿部の筋肉を多用し、その部分の収縮をくり返して軽い炎症も起こしているにもかかわらず、何もしないで眠ってしまったことに原因がある。収縮した筋肉を放置しておいたので、翌日にしっぺ返しにあったといえる。キチンとストレッチングをしておきさえすれば、こんなことは起きない。使用した部分はすぐに手当をすることが肝要なのである。それが運動の場合にはストレッチングなのである。

ちょっとつけ加えておくが、ストレッチングでシェイプ・アップはできない。ストレッチングだけではなく、単一のもので効果があがるということはない。ビタミンEを飲んだからといって健康になるわけではない。こうした即席の効果を求めるゆえに一過性のブームに終ってしまうことが多いのである。ストレッチングが一過性のブームに終らないことを願う。

4　ストレッチングの留意点

ストレッチングを行なううえで留意すべき要点は五つある。箇条書きで示しておく。

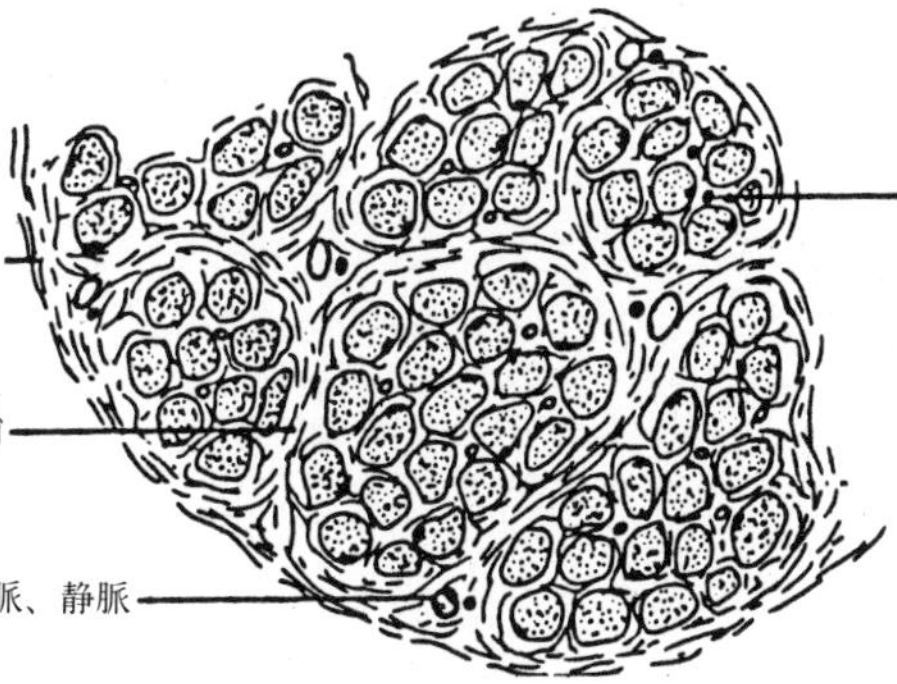

図20　筋の横断面
（フィットネス・マニュアル：健康・体力づくり事業財団）

①バランスのよい楽な姿勢で行なう。

不自然な姿勢はかえって筋の緊張を高めてしまう。立位で行なうなら両足を左右に開くか前後に開いて支持面を広くすることである。木や壁を手で支持してもよい。座位の場合には足や腕を床につけておくようにする。そして関節をゆるめて動きに余裕をもたせよう。その意味で、ヨガにあるような〝スキのポーズ〟とか〝ヨガ・プラウ〟あるいは〝バレエ・ストレッチ〟といった無理なポーズはとるべきではない。避けるべきポーズを図21に示しておいたので参考にして欲しい。

②反動をつけない

ストレッチングの基本である。反動をつけてはいけない。無理をして伸ばそうとすると、ある部分で反動的にもどろうとする。これを〝伸展反射〟というが、もうこれ以上伸ばせませんよという人体の自動制御装置といえる。それを無理して伸ばすから筋線維を痛めてしまうのである。たまにだが、ある部分が青くなっている人を見かける。静脈を切ってしまったのだ。反動をつけて、エイ、ヤッとばかりに伸ばすのはもう止めよう。

③ストレッチ感を保つ

ストレッチングを普及したボブ・アンダーソンは気持ちよく筋肉が伸展された感じを〝ストレッチ感〟と表現した。日本でストレッチングの指導ピカ一の小林義雄先生は〝心地よい痛み〟と言い表している。この感じには当然のことながら個人差がある。この個人差を大事にして〝ストレッチ感〟を二〇～六〇秒保つことである。この時間に限定する必要はないが収縮の度合いが強ければ長く伸ばした方がよい。途中でストレッチングを止めて、しこりが残るようなら再び行なう方法もすすめられる。

④呼吸を深くする

ストレッチングの指導現場でよく見られるのだが、指導者が〝伸ばしましょう〟と声をかけ、しばらくして〝ハイ、けっこうです〟というと、アチコチで〝フーッ〟というため息が聞こえる。これは息を止めている証拠である。息を止めていることは緊張していることである。緊張を解くのがストレッチングなのである。深い呼吸をして悠然たる気持ちで行なうことだ。

⑤どこを伸展させるかを意識する

フィジカル・フィットネスの原理・原則でも示したように、いま自分は何をしているかを意識す

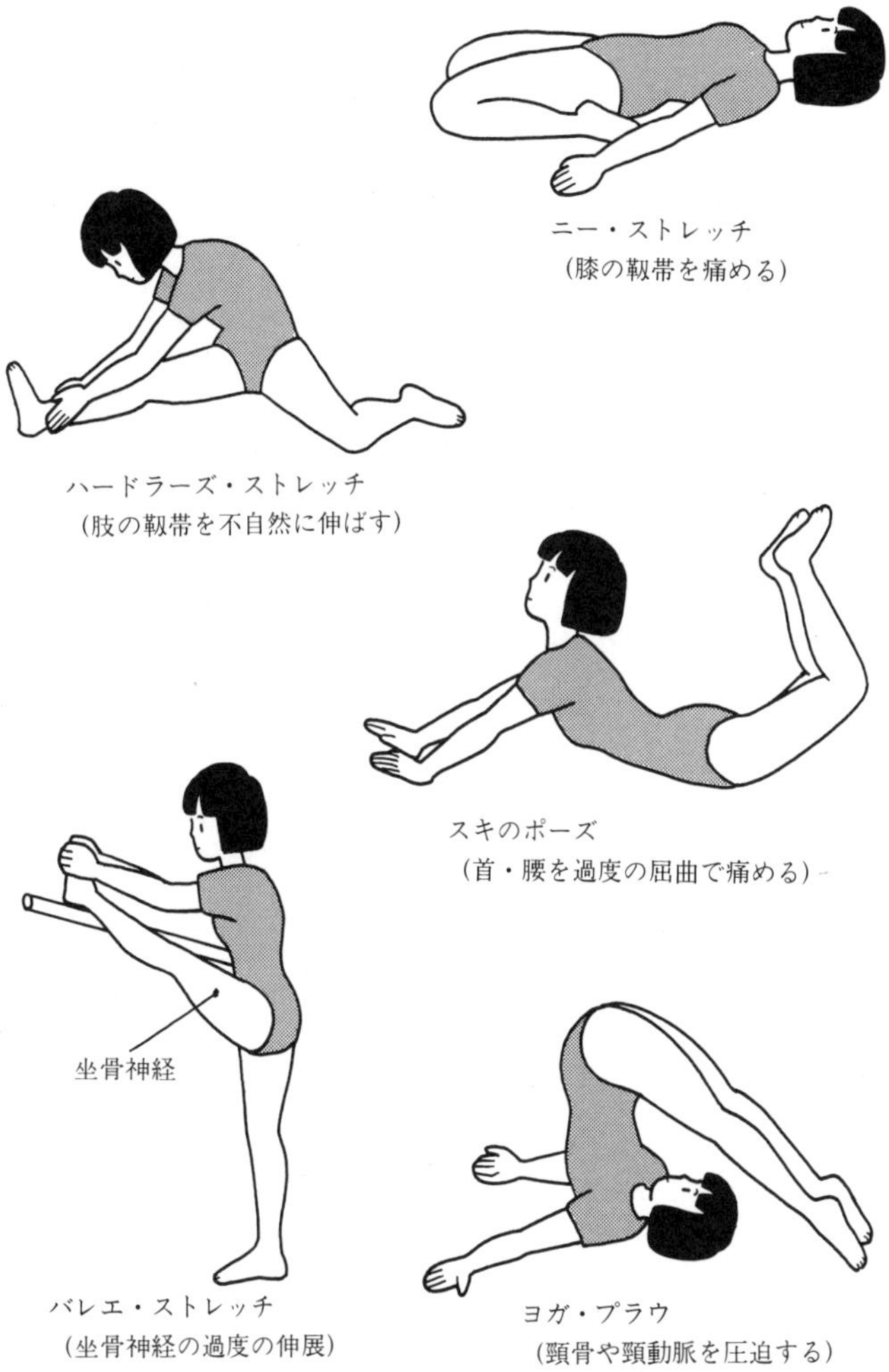

図21　避けるポーズ（フィットネスブック：健康・体力づくり事業財団）

ることはきわめて重要である。ラジオ体操によく見られるが、動きを身体が覚えているので、ただただ動かしていることが多い。気をつけないとストレッチングはそうなってしまい、ただ伸ばしているることになって、それが発展するとポーズをとっているに過ぎないことになってしまう。どこを伸ばしているのか意識しなければ〝ストレッチ感〟も味わえない。それでは意味がない。

第3章

フィットネスの栄養学

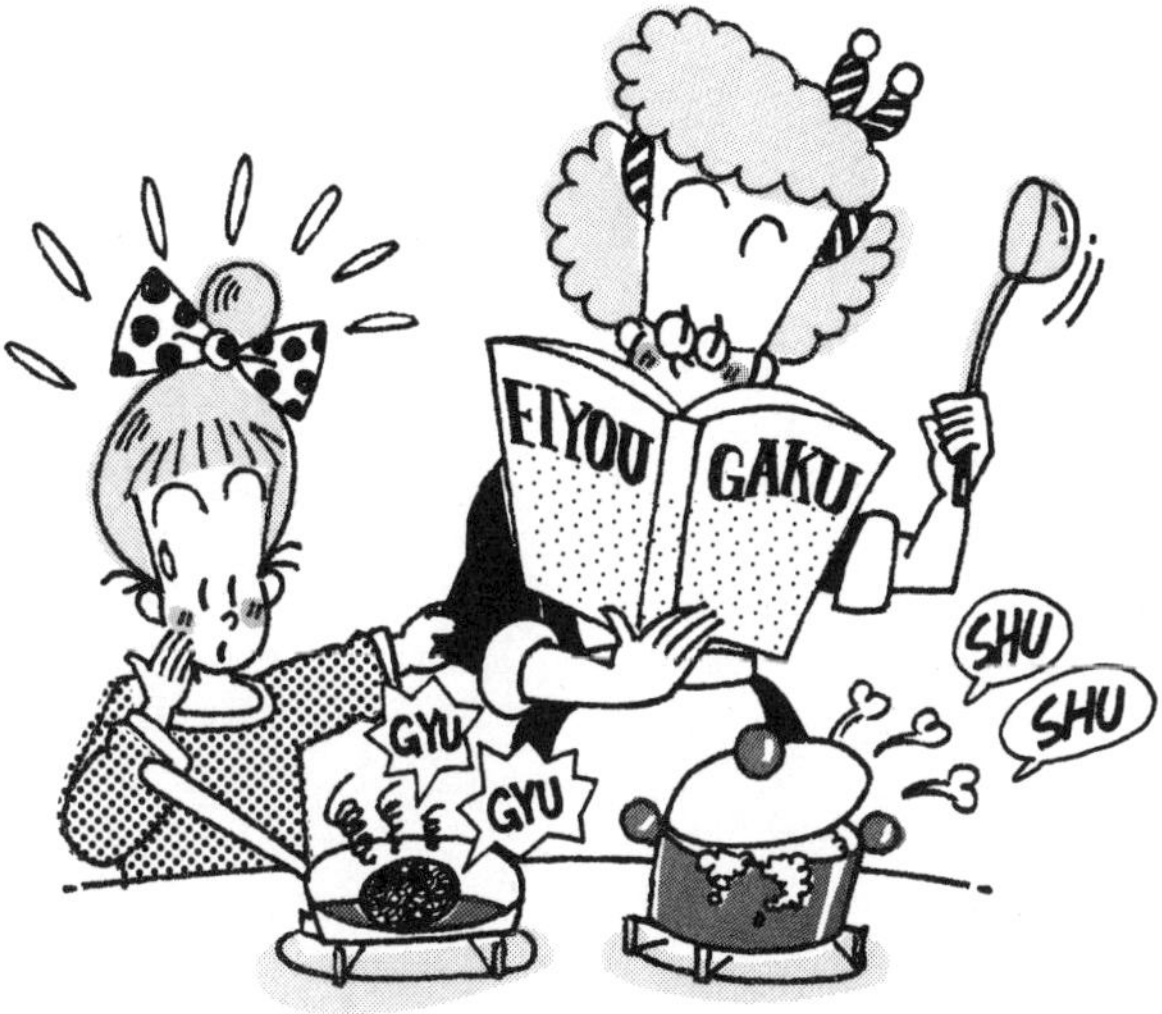

Ⅰ　基本的な考え方

1　栄養のある食事とは

たとえば昼食を選ぶにあたって〝サンマのかば焼き〟と〝ビフテキ〟のどちらにしようか迷ったとする。何を基準に、あなたは判断するだろうか。

一般的なものはもちろん『おいしさ』であろう。どちらがおいしそうかが決め手となる。この場合、もともと好き嫌いのはっきりしている人なら、サンマか牛肉かという主材料のちがいだけで、すぐに決まる。学生や社会人単身者は肉になりがちだし、家でハンバーグ責めの父親族には魚が人気がある。しかし、これらはどれも多分に精神的なもので、からだの要求とは一致していない。

もっとアカデミックな判断基準として最近流行ってきたものが『栄養』である。真っ赤なステーキはいかにも栄養がありそうだから、あるいは魚はアメリカでも健康食といわれているのだからと、からだの事を考えて食事をしているつもりの人をよく見かける。だが実際は〝サンマのかば焼き〟と〝ビーフステーキ〟の栄養価は、ほぼ同じ。エネルギー（いわゆる「カロリー」）約三〇〇キロカ

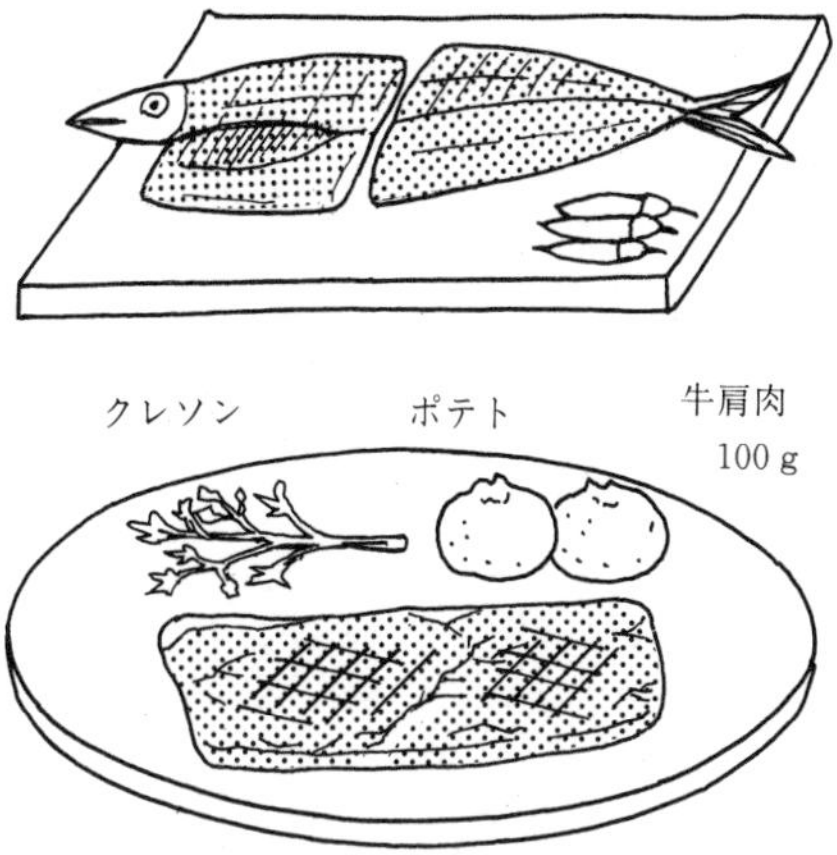

図22　栄養のある食事例

ロリー、たんぱく質約一八g、脂質約一八g程度である。

これを聞いて「牛肉に匹敵するほどとは、秋刀魚もけっこう栄養があるもんだ」と思いがちだが、それは大きな間違いだ。明治の文明開花からとうに一世紀は過ぎたというのに、日本人の頭には未だに洋食至上主義のようなものがある。牛乳や牛肉には確かにカルシウムやたんぱく質、ビタミンB_2など「骨や筋肉を作るもと」が多く含まれているが、それだけではどうにもならない。その成分を充分活用するには、これ以外の多くの成分すなわち「栄養素」が必要なのだ。

やや込み入った話になるが、各栄養素にはそれぞれの消化・吸収・代謝を円滑化するための〝相棒〟がいるのである。しかもたとえば、「鉄」の吸収にはたんぱく質とビタミンC、熱量素である「糖質」からエネルギーを引き出すにはビタミンB_1というように特定の組み合わせであるから、なおさら難しい。

この問題について、かつて小池五郎氏（当時女子栄養大学教授）の指導による実験が行なわれたことがある。被験者を二グループに分け、片方は野菜・芋・果物を全く抜いた食事、もう片方は逆にこれらを一日の適量の倍量（六〇〇g）以上に調整した食事を続けながら一週間以上過ごすというものであった。「野菜抜き」組はこの実験期間中、胚芽精米や乳製品を利用してビタミンB_1やB_2の摂取に努めたにもかかわらず、やはり体調は低下。「頭がぼーっとした」「集中力がなくなった」「動きが鈍くなった」などの自覚症状を訴えたと報告されている。たかが野菜、されど野菜。あなどれないことが分かるだろう。

理論的なことはともかく、ここで重要なのは「どんなに〝栄養のある〟食べものであっても単品では役に立たない」ということである。肉や麺類だけの若者や、植物性食品だけの菜食主義者、乳製品と菓子類だけのOLなど偏食習慣の人は、このことを認識しておく必要がある。

最後に冒頭の問題の優等生的回答はといえば、「つけあわせ次第」。この場合、ビフテキにしろかば焼きにしろ、どちらにしてもこの一品とごはんにみそ汁では、その栄養価を生かしきれない――つまり栄養はあってもないに等しいことになる。『栄養のある食事』とは優れた組み合わせの食事に他ならない。

2　栄養になるということ

前項のテーマ『栄養がある』と同じくらい誤解の多い言葉が『栄養になる』である。

「とにかく栄養的価値の高いものを食べさえすれば自分のからだの栄養になる」と思いこんでいる人が多いが、実はそうではない。ある食物を食べた場合にそれが栄養になるかどうかは、その人の体質やその時のからだの要求内容によってずいぶん異なるものなのだ。

山で遭難した時には、男性より女性のほうが皮下脂肪が厚いから大丈夫であるとか、そういう時の食糧としてチョコレートがいいということは、よく知られている。チョコレートは脂肪と砂糖の固まりであり、コンパクトで大量のエネルギーを作り出すことができるため、登山の際には非常に優れた食糧である。

表12　食生活指針

1．食事を楽しみましょう。
2．１日の食事のリズムから、健やかな生活リズムを。
3．主食、主菜、副菜を基本に、食事のバランスを。
4．ごはんなどの穀類をしっかりと。
5．野菜・果物、牛乳・乳製品、豆類、魚なども組み合わせて。
6．食塩や脂肪は控めに。
7．適正体重を知り、日々の活動に見合った食事量を。
8．食文化や地域の産物を活かし、ときには新しい料理も。
9．調理や保存を上手にして無駄や廃棄を少なく。
10．自分の食生活を見直してみましょう。

(厚生省・文部省・農林水産省「食生活指針」2000)

さらにそれもないという飢餓に近い非常時においては、自らの皮下脂肪をも燃料にして脳や心臓を動かし体温を維持するように、人間のからだは作られている。このように食事が満足にとれない状況においては、効率よくエネルギーを作り出せるという理由で、脂肪と砂糖が最も優れた食糧となる。だから食糧危機が迫ってきたら、「脂肪と砂糖をたくさんとろう」「もっと皮下脂肪を身につけよう」などの標語も作られるかもしれない。

だが飽食の時代といわれる現在、日常の健康管理においては、その正反対のことがいわれることが多い。成人病予防の観点からは、極端な話、脂肪と砂糖は極力とらないほうがよいくらいである。肥満を避けるためには食事全体の量も控え目にし、「日常の生活活動に見合ったエネルギー(いわゆる「カロリー」のこと)を」摂取するようにと、厚生省では指導している。さらに高血圧の危険回避のためには「食塩をとりすぎないように」することも大事である。二〇〇〇年に厚生・文部・農水の三省共同で発表された「食生活指針」にも、「食塩や脂肪は控え目に」という項目がある。

前項であげた〝サンマのかば焼き〟と〝ビーフステーキ〟の比較も、この考え方を導入するとさらに複雑になる。

実はこの二つの料理の決定的な違いは、「塩分量」と「脂肪の種類」なのである。〝かば焼き〟の方は厚生省の目標塩分量「一日一〇g以下」の五分の一も含み、〝ビフテキ〟のほうは一日二〇〜三〇gに抑えたい肉類由来の脂肪の大部分を占めてしまう。言い換えるなら、〝かば焼き〟のほうはもともと高血圧の人や脳血管疾患のリスクの高い家系の人は避けたほうがよい料理、〝ビフテキ〟のほうは反対にコレステロールが高かったり心臓疾患のリスクが高い人は控えたほうがよい料理ということになる。

〝自分のからだは現在どういう状態で、どんな材料や燃料を必要としているのか〟〝何を避けなければいけないのか〟――これが明確に分かるにこしたことはないが、血液検査をしなければそんなことは分からない。毎日血液検査の結果をにらみ、朝食の記録と夕食の予定献立を見ながら、昼食に立ち寄る店を決めなければならないのではと思えてくるだろうが、そこまで深刻に考える必要はない。ただし、意識はしておくことが大事。三省共同で発表された「食生活指針」の目指すところは、そういう意識の啓蒙である。

「国民一人ひとりに食生活改善に対し自覚をもってもらうためのもの」であると、同省は通達の中で述べているが、一人ひとりがこの意を組んで実践してもらいたいものである。

3　「運動」「休養」と「栄養」のバランス

〝健康の維持増進のためには、その三要素である「運動」「休養」「栄養」のバランスをとることが大切だ〟と、よくいわれる。この本の中にも何度も述べてある。それをここで改めて扱うのには、理由がある。〝からだの栄養状態をよくする〟ためには、〝食事由来の栄養バランスをチェックする〟

よりむしろ〝運動不足を解消する〟ほうが効果的であること——これを説明するためである。

野生の動植物と同じように人間も、乳児や幼児の時期には、おなかがすけば「食物」を求め、満腹になれば大好物にも目もくれないものである。これが本来の〝栄養摂取調節機構〟。つまり、人間のからだというものは、自分自身を作ったり動かしていくために必要な〝養分〟を、体内で合成するか体外から取り入れるかして、適量摂取できるようにできている。さらにその〝養分〟を、休養している時間すなわち睡眠中に、からだのすみずみに行き渡らせて使える状態にし、余剰分は可能なかぎり体内に蓄えるのである。

子どもたちは、その本能的な〝運動欲求〟〝食事欲求〟〝睡眠欲求〟に素直に従うことによって、各自の成長に必要な運動と栄養と休養のバランスを維持している。しかし、大人になる頃には、社会的制約や身につけた知識、形成された生活習慣などにより、アンバランスな状態に陥りがちである。その問題点は人によりさまざまだが、概して「運動不足」「食べ過ぎ」「睡眠不足」である。

問題解決を決意するのは往々にして中年熟年などといわれ自らも体力の衰えを自覚し始める頃になってからで、その際まず試みるのは「医者に相談する」「健康雑誌を読む」などであろう。だが、からだに関しては個人差が大きく、運動量、食事量、睡眠時間ともに、すべての人にちょうどよい数値などというものはないのである。だから医者にしろ健康雑誌にしろ指示されるものは「目安」のみであり、あとは様子をみながら調節するようにといわれることが多い。そして日が経つにつれて決意も緩み〝もとのもくあみ〟となり、不健康な習慣がぶり返すことになる。そうして健康診断で要注意マークをつけられるところまで行くと、再び問題解決を決意する。以上の繰り返しであろう。

正確にバランスをとろうと頑張る必要はないのだから、ちょっとコツを覚えさえすればいいのである。そのコツとは何か。この要になるのが、実は「運動量」なのである。

詳細については次節に譲るが、感覚的に理解するには以下の説明が理解しやすい。日常の付加的運動すなわち余暇スポーツ活動などを行なうことによって運動量が増加すると、消費エネルギー（いわゆるカロリー）と、筋肉や心肺機能にかける負荷が、ともに増加する。その結果、まず体内で消費する食物の量が増加し、次回の食事に対する要求量も増加するために食欲が昂進する。一方、通常以上の負荷がトレーニング効果をもたらし体力低下を予防し、肉体的疲労の回復欲求により、自然に眠気がもたらされる。これが一サイクルで、その繰り返しにより次第に大きなバランスへと発展していくのだ。

つまり、ある運動量が確保されることにより、その量に見合った食事量と睡眠量が、からだ側からの要求によってもたらされる。しかもその習慣を継続していけば、体力が向上するため、同じ時間内にさらに大量の運動効果をあげる運動ができるようになる。そしてより高度な運動量―食事量―睡眠量バランスがもたらされる。

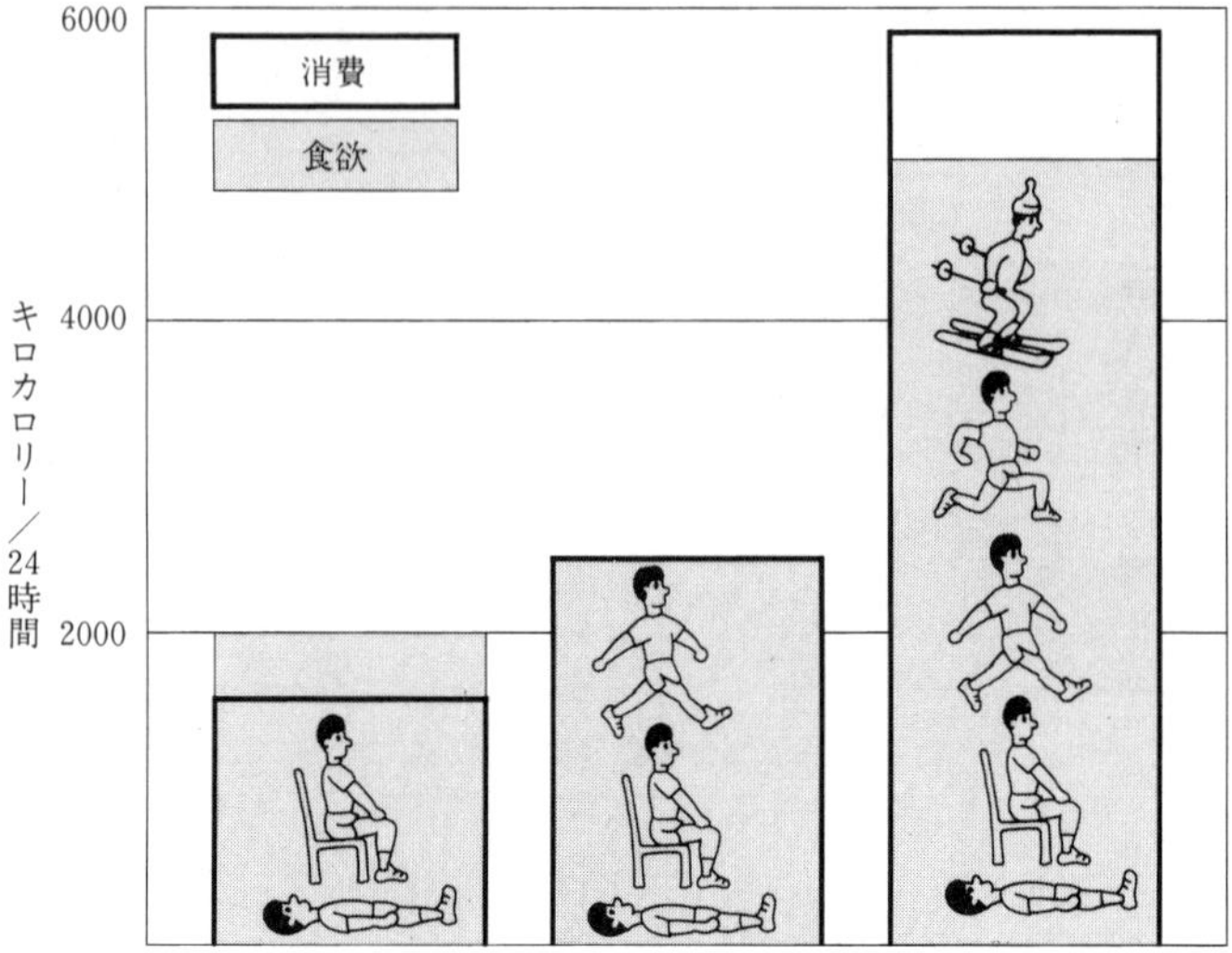

図23　1日の消費エネルギーと食欲との関係

食欲中枢は安静時に用いられるカロリー量以上の摂取水準に設定される。身体活動が増すにつれて食欲とカロリー消費との間に平衡が成立する。カロリー消費が非常に高くなると、空腹感でもはや適当なカロリー摂取を維持できなくなってしまう〔メイヤー、1965、オストランドたち、1976〕

要するに、まずは運動すること。これが適正な食事量と睡眠量を誘引し、それを次第に引き上げて、余裕ある栄養量を確保し、動きやすい体格と体力を形成するのに役立つ最も簡単な方法なのである。

4　「セルフ・コントロール」のすすめ

十数年前の航空機事故をきっかけに「心身症」という言葉も一般に知られるようになったが、それ以前から医学の一分野に「心身医学」というものがある。〝各個人の健康は自分で自己管理する医学でなくてはならない〞という基本理念に基づいて、医師主導型の医療から患者主体型の医療への転換をはかりながら発展し現在に至っている。
「われわれは、自分自身に気づく
われわれは、自分自身をコントロールする
われわれは、自分自身で決断する
われわれは、自分自身の道を開く」
〝セルフ・コントロールの医学〟とも言い換えられるその医学は、従来の〝病気になってからの治療〟から〝病気にかからないための医療〟への転換に大きく貢献した。それだけでなく、運動量―食事量―睡眠量のバランスを意識する必要性の啓蒙、フィットネスを高く維持することの理論的なバックとして、重要な位置をしめているといえよう。

さて、その運動量―食事量―睡眠量のバランスをセルフ・コントロールするにあたって、考慮すべき第一の要素が運動量であることを前節で述べた。適度の運動量の確保、すなわちデスク・ワークの会社員なら徒歩通勤やトレーニングを一～二時間取り入れた程度、家庭婦人なら日常の家事以外に軽スポーツあるいは乳幼児の世話などを数時間行なう程度の運動量がコンスタントに維持できれば、努力しなくても自然に適度のバランスが維持できる。しかし実際には、この〝コンスタントに〟というのが難しいものである。

各人のライフ・スタイルや社会的立場によっては、重労働が続くこともあろうし、反対に座業ばかりのこともあるだろう。そういう時に必要になるのが、頭を使ったセルフ・コントロールなのである。

そのテクニックの一つが、以下に述べる食事量コントロール。運動量の過不足が生じた時には、単純に食欲に従って食べていたのでは適正な食事量が得られないことを覚えておくべきだろう。

図23に示すように、感覚的な食事量のコントロールの状態は、その時の活動強度によって変動するものである。このことは三五年ほど前にメイヤー、少し遅れてオストランドらが明らかにして以来、定説になっているが、一般には意外に知られていない。

さてその詳細だが、まず図の左側。安静時にはエネルギー摂取過剰気味に働く。デスク・ワークの日でも立ち仕事の日でも食欲があまり変わらない人が多いのは、このためであるが、相対的に過食となり、肥満につながりやすい。適度の運動が含まれた場合が、図の中央。消費するエネルギー量程度を食べるように、食欲の自然な調節作用が得られる活動レベルである。そして右端は肉体労働やスポーツの合宿時の場合。激しくからだを使った日にかえって食欲が落ちて充分な食事がとれないことは、経験的にも知られていよう。長期にわたり重労働やスポーツの合宿を行なう場合には、とにかく何か対策を講じなければ、食事量全体の不足のためにエネルギー源としてたんぱく質などまでが使われてしまうため、次第に栄養状態は悪化するものなのである。

コンスタントに適度の運動ができない場合には頭脳的なセルフ・コントロールが必要。そのためのテクニックの一つとしてこの理論を活用すべきだろう。

II　食生活のトータル・チェック

1　栄養吸収能力の安定度チェック

風邪をひいて熱の高いときや気分の悪いときには、誰でも食欲がなくなるものである。前夜アルコールの度が過ぎて頭が痛くて起きられないときも、食事どころではない。そういうとき、いわゆる〝栄養のある〟食べものを無理して食べたとしても、からだが受けつけないから、栄養にはならない。むしろ、一般に〝栄養がない〟といわれる「おかゆ」や「うどん」のほうが、栄養になる。つまり、からだのタメになるのである。とはいっても、やはりフィットネスは低下する。日頃の努力の甲斐あって向上しつつあった体力が、急激に落ちるのは、こういうときである。

〝病気や悩み事など少々の事では食欲は落ちない〟というタフな人は別として、普通の人の場合は、トレーニングを欠かさないだけでなく、胃腸をベストの状態にキープしておくことが、フィットネス・アップのカギである。病気や寝不足、疲労や心配事などのために消化機能が弱まり、まともに栄養分が吸収されない状態が続くと、体格の向上も体力の維持も望めないだけでなく、気力も低下する。「オックウだ」「面倒くさい」という気持ちが頭をもたげ、初志貫徹を誓ったはずのシェイプ・アップも、ストレングス・アップのためのウエイト・トレーニングも、みな挫折しそうになる。これではいけない。

このように、フィットネス・アップという目標を持ってトレーニングする場合、「食事を充分とれるかどうか」と「食事を充分消化吸収し利用できるか」とは、その運動効果を左右するほど大きな要因となる。

一時的に胃腸の調子が低下する場合だけではない。もともと消化能力が弱い人や小食の人の場合は、調子が悪い状態が毎日続いているようなものだけに、さらに難しい。たくさん食べれば自然に必要なものが充足され、からだ作りの材料が揃いやすいものだが、小食では材料の一部が不足しやすく、トレーニングの効果があがらないからだ。

「朝からだるい」「筋肉疲労や悩み事で元気がでない」などの人は、朝起きたらまず胃腸を元気にさせる工夫をしよう。

「グレープフルーツ果汁」や「飲むヨーグルト」、甘くないものでは「トマトジュース」などがいい。これらでまず胃腸の目をさまさせた後、疲労回復ビタミンたっぷりの食事をとると、弱った胃腸にも無理なく吸収され、元気よく一日のスタートをきることができるのだ。

「下痢」や「便秘」傾向の人は、運動と食事の配分を見直すこと。運動量は充分か。食後すぐに

表13　栄養吸収能力の安定度チェック

I-1	朝からだるくて、食欲がでないことが多い	(はい・いいえ)
I-2	肉体疲労や悩み事で、食べる元気がでないことが多い	(はい・いいえ)
I-3	おなかをこわして、食事が普通にできないことがよくある	(はい・いいえ)
I-4	便秘して、おなかがはって苦しいことがよくある	(はい・いいえ)
I-5	おやつを食べすぎて、食事がはいらないことがよくある	(はい・いいえ)
I-6	やけ食いなどして、調子が悪くなることがよくある	(はい・いいえ)
I-7	宴会・コンパで呑みすぎて、不調になることがよくある	(はい・いいえ)

激しく動いたり、からだが冷えることをしていないか。反対に夏場は水分や飲料の不足はないか、注意する必要がある。

「暴飲暴食」や「間食の過多」の場合は、飲食以外でストレスを発散する手段を作ること。トレーニング以外は勉強と食事と寝るだけというトップレベルの学生選手にこの傾向が強いが、これではパワーが落ちてしまう。

胃腸はデリケートなものだけに、常に安定した調子を維持するためには精神的安定が不可欠。フィットネス・アップのために必要なのは「ゆったり落ち着いた心」——こういっても過言ではなかろう。

2　カロリー超過の原因チェック

あるスポーツ・クラブでメンバー対象の栄養カウンセリングを行なっているのだが、〝水を飲んでも太る体質なんです〟といってくる人が少なくない。でも、考えてもみてほしい。「太る」ということは皮下脂肪が余分に身につくことなのだ。「水と油」といわれるほど性質の違う両者なのだから、水を飲んで脂肪が増えるわけがない。

相談者の日常生活や食習慣を聞いているうちに、次第に問題点がみえてくる。「そんなにカロリーがあるとは思っていなかった」ために、特定の料理や食品をとり過ぎていたのである。その主なものが、チェック・リストにあげた七項目。いずれも糖分や脂肪の含有量が高いものである。

まず、ジュースやコーラの問題。別名ペット・ボトルともいわれる一・五リットルサイズ容器入りのものは確かに割安ではあるが、全部飲むと一八〇gもの砂糖をとることになる。「三日もあれば一本飲みきってしまう」という人なら、一日あたり約六〇gになる！　菓子や料理に使う砂糖も含めても、一日の適量は約二〇gなのだから、この数値がいかに大きいかが分かるだろう。

アルコール類も同様。「ビールとウイスキーとでは、どちらのほうがカロリーが低いでしょうか？」などと聞いてくる人もいるが、どちらも摂取量次第。ビールの中ジョッキ一杯とウイスキーのダブル一杯が、ほぼごはん一杯分、一六〇キロカロリーに相当する。いずれにしても酒豪の場合は、計算上は、一食の適量分以上のカロリーをアルコールのみからとっているといえる。その全部が吸収されてエネルギーになるわけではないとはいえ、揚物やナッツなどの高カロリーのつまみと一緒にとることも考えると、カロリー・オーバーは必至。〝呑んべえ〟は心しておくべきである。

最近何かと話題にのぼる「カウチポテト」とは、スナックをつまみながら自室でじっと趣味にふ

表14　カロリー超過の原因チェック

II-1	ジュースやコーラを、毎日飲んでいる	(はい・いいえ)
II-2	ほとんど毎日、酒類を飲む	(はい・いいえ)
II-3	スナック菓子を食べ始めると、つい止まらなくなる（ポテトチップなど）	(はい・いいえ)
II-4	夜食にインスタントのめん類を食べることが多い	(はい・いいえ)
II-5	トンカツや中華など、油っぽい料理が多い	(はい・いいえ)
II-6	平日の夕食は、外食になることが多い（レストラン・食堂など）	(はい・いいえ)
II-7	甘いものを、一度にたくさん食べることがある	(はい・いいえ)

ける学生や社会人単身者のこと。こうした生活を続けると、摂取カロリー過剰になるだけでなく、食事全体の中での脂肪の比率があがりすぎて成人病のリスクを高めること、ビタミン不足から疲労を促進することなど、さまざまな問題が生じる。

夜食にインスタントのめん類を食べる人や甘い辛いにかかわらず夜に菓子を大量に食べる習慣のある人は、カロリー・オーバーだけでなくビタミンB_1不足にもなりやすい。

トンカツや中華など油っぽい料理が多い人は、カロリー・オーバーのほか動物性脂肪過多に陥りやすい。最近増加の一途をたどっているファミリー・レストランなどでの外食も、フライ料理やソテーなどが多いため、同様の問題点をはらんでいる。

学校帰りやアフター・ファイブの「お茶する」習慣も曲者である。親友や同僚と、相談話をしながら甘いものを食べたり飲んだりしているうちに、結構たくさんの砂糖と脂肪を口に入れていることになるのだ。和菓子のように砂糖だけならまだいいが、生クリームたっぷりのケーキや高脂肪アイスクリームなどになると、脂肪と砂糖が混ざり合わさっているだけに最も効果的に皮下脂肪が作れる状況となる。リストにあげた〝豚になるための七箇条〟は、現代人の常識として記憶しておきたい。

3　不足がちな栄養食品のチェック

若いスポーツ選手の食事指導の現場では、「どうしてバランスよく食べなければいけないのですか？」という質問を、よく受ける。健康志向の中年熟年層の場合は、この程度のことは常識として身についているようだが、健康に不安のない若者たちはそうではない。「人のからだは自らを構成し維持していくための材料や燃料を外界から食物という形でとっている。その摂取量や摂取タイミングが乱れると、活動の原動力がなくなるだけでなく、体調の維持も困難になる。」――このことを、まず理解するべきだろう。

栄養のもととなる成分を「栄養素」という。栄養素は「炭水化物」「たんぱく質」「脂肪」「ビタミン」「ミネラル」などに大別される。そしてビタミンはさらに一〇種類以上に分類され、それぞれA・B_1・B_2・Cなどと名付けられている。ミネラルとしては「鉄」や「カルシウム」が有名だが、それ以外にも「カリウム」「銅」「亜鉛」など、化学の授業でしか馴染みがないようなものがいろいろ必

表15　不足がちな栄養食品のチェック

III-1	牛乳・乳製品を、1日合計2本(個)はとっている	(はい・いいえ)
III-2	魚やえび、貝類を、週3回以上食べている	(はい・いいえ)
III-3	納豆・豆腐など豆製品を、週3回以上食べている	(はい・いいえ)
III-4	色の濃い野菜を、毎日どれかは食べている（にんじん・ほうれんそう　など）	(はい・いいえ)
III-5	生野菜のサラダを、毎日食べている	(はい・いいえ)
III-6	じゃがいも・里芋など芋類を、週3回以上食べている	(はい・いいえ)
III-7	のり・わかめなど海草を、週3回以上食べている	(はい・いいえ)

要である。しかも、消化吸収される時やからだの成分として再構成される時に、それらの栄養素が互いに絡まりあうことが重要なので、食事ごとに多種類の栄養素が含まれているほうがよい。

一般にはここのところが、ややわかりにくいようだ。貧血の原因を例に説明しよう。鉄の摂取量が足りないと貧血になるのはよく知られた事実であるが、鉄が充分でもたんぱく質やビタミンCなどが不足すると、やはり貧血になる。鉄の消化吸収代謝には、さまざまな栄養素の協力が不可欠なのである。一つ一つ記憶する必要はないが、鉄以外の栄養素にもそれぞれ、こうした消化吸収代謝のための他の栄養素との組み合わせがあるということだけは、理解しておくことよいだろう。

だから食事はバランスを考え、栄養成分が極端に偏らないようにとるべきなのだ。各種の「栄養素セット」をすべて記憶してその必要量と現在までの摂取量を計算し対比しながら食事をとるなどということは、まず無理。だから、とりあえずは一般的に不足しがちな栄養素から重点的にチェックしておくとよい。表15にその方法をあげておく。

牛乳を一日二本とっていれば、通常の生活ではまずカルシウムは不足しない。冷たい牛乳そのままでは飲めない人は、カフェオレやココアにするなど工夫するとよい。「牛乳を飲むとお腹がゴロゴロ」する人には、その原因成分である「乳糖」をあらかじめ分解してある製品もあるので、利用するとよい。

魚介類は肉類同様の良質の動物性たんぱく質を含み、かつ脂肪は肉類のものとは正反対の植物性に近いものを含む点で、積極的にとりたい食品群である。価格が高く調理がやや面倒であるが、それだけのことはある。

納豆・豆腐はじめ豆製品は、欧米でヘルシー・フードとして人気がある。「畑の肉」といわれるほど良質のたんぱく質を含むだけでなく植物性脂肪やビタミンB_1、ミネラル、食物線維も多く、とりわけハード・トレーニングを行なうスポーツマンには必需品といえる。

野菜不足、その中でもとくに緑黄色野菜の不足は、ビタミンCとAの欠乏を招きやすい。野菜はサラダだけでなく、お浸しや汁もので積極的にとることを心がけたい。

じゃが芋やさつま芋などの芋類は、ビタミンCとB_1の安定した供給源として重要である。もっととり入れよう。

米や納豆と並んで、日本の誇るべき栄養食品の一つである「のり」。ビタミンAやミネラルに富む。食物繊維も豊富である。保存も携帯も容易なものであるから、食卓に常備しておくことはもちろん、海外遠征などする時には持参するとよい。

さて、チェックの結果はどうでただろうか？　七項目すべてに該当した人なら、コンディション作りは容易である。あとはトレーニング次第で、効果的にフィットネス・アップが計れることを保証しよう。

4　スタミナ&パワーの源《みなもと》チェック

合宿所の食事には、試合前には、〝テキにカツ〟というげんを担いで、特大のステーキとトンカツが出されることが多く、選手らの士気高揚に一役買っている。しかしながらこれは、科学的に考えれば、むしろ食べないほうがパワーが出るはずのものなのである。

スポーツ選手の場合はとくに、試合やトレーニングでパワーが出ないと感じた時に、たんぱく質が足りないと思いこんで、肉を余計に食べようとする傾向にあるようである。これは大間違い。さらにパワーをダウンさせることにもなりかねない。

伝統のあるスポーツ・クラブに所属した経験のある人たちは、トレーニング方法とともにこうした食習慣を先輩から受け継ぎがちであるが、そろそろ立ち止まって考えるべき時がきたようだ。各

表16　スタミナ＆パワーの源チェック

IV-1	焼鳥のレバーは、おいしく食べられる	(はい・いいえ)
IV-2	たまごは、毎日でも食べられる	(はい・いいえ)
IV-3	あじやいわしなど赤身の魚も、おいしく食べられる	(はい・いいえ)
IV-4	あさりなど貝類は、きらいではない	(はい・いいえ)
IV-5	肉と豆のトマト煮は、きらいではない（ポークビーンズなど）	(はい・いいえ)
IV-6	ほうれんそうは、週２～３回でも食べられる	(はい・いいえ)
IV-7	ひじきの煮物は、きらいではない	(はい・いいえ)

種のマシーンを使っての科学的なウエイト・トレーニングの管理方法もとり入れられてきたが、そのトレーニング効果を支える食事上の配慮も怠らないことを、ここで強くすすめたい。

繰り返していうが、スタミナ・パワーを出すには「たんぱく質」は役に立たない。試合前にはエネルギー源となる糖質の摂取量が決め手。スタミナやストレングスのトレーニングを行っている時には、表16にあげたスタミナ・パワーの源のチェックを、するべきなのだ。

鉄分豊富なレバーは、スタミナ食品の代表格。「レバニラ」や「レバ刺し」はレスリング選手らに人気があるが、理にかなったことである。レバーを手軽にとるには、焼鳥が便利。一度にたくさん食べる必要はないが、ハードなトレーニングを行なっている場合には頻繁にとりたい。

レバーが苦手な人は、その代用となる食品をさらに高頻度にとることをすすめる。魚や貝類、卵なども、かくれたスタミナ食品である。

植物性の食品の中では「ほうれんそう」や「ひじき」「大豆」が主だったところ。これらでもよい。

これらをとる上で注意したいことは、いくらタメになるからといっても、こればっかり食べるようなことはしないこと。前項で述べたように、他種類の食品と組み合わさることによって、その高い栄養価が発揮されるのだということを、くれぐれも忘れないようにしたいものだ。

III　シェイプ・アップの食事

1　「摂取カロリー」を計算する

筆者は一五年ほど前に、日本のトップ・レベルの女子器械体操選手らの食生活調査を行なったことがある。彼女たちは、まだ中高校生であるにもかかわらず、演技の美しさをアピールし、手足や腰部にかかる負担を軽減する目的で、極端なダイエットを続けていた。

一五歳で身長一五六cm体重四三kgの選手といえば、その〝折れそうな〟なほどのか細さは容易に想像できることと思う。そのような体格でさえも満足せず、減量目的で自己流の食事制限を行なっている選手ばかりであった。食事内容はといえば、朝食はパン、チーズ、フルーツと乳飲料、昼食もパン少々と乳飲料、夕食は日によっては栄養ドリンクのみというような過激な食事。体重が昨日の計測より少しでも増えると練習に参加できないというクラブの規則があることも、その一風変わった食事制限に拍車をかけているようであった。

若い女性のダイエット・ブームが加熱気味の現在、実に多くの一般向けカロリー・ブックが市場に出回っており、女性雑誌には絶え間なくダイエットのハウツー記事が掲載されている。だからであろうが、こと「摂取カロリー」に関しては、素人の彼女たちの計算も非常に正確で、一日合計一〇〇〇キロカロリーなど、各自の目標量に常にコントロールされていた。

〝常にコントロールされている〟こと自体は、本章の第一節で述べたように、実にすばらしいはずなのだが、自分の運動量や体調に全く見合わない量に無理やり固定されているという事態は、かえって問題と考えられた。とにかく中高校生というまだ成長途上にある彼女たちの年代の基礎代謝量（静かに横になっている状態で消費するエネルギー量）は一生のうちで最も高いレベルにあること、さらにオリンピックを目指しての激しいトレーニングの最中であることを考慮すれば、一日二五〇〇キロカロリーでも足りないはずなのである。その半分にも満たない食事量が続けば、どういうことになるか、これも容易に想像できよう。

通常のエネルギー源である糖質や脂肪だけでは全然足りないというわけで、食事中のたんぱく質などもからだを動かすための燃料として使われてしまう。それでもまだ足りないとなると、からだを構成している脂肪、そして体たんぱくをも使うことになる。文字通り〝骨身を削って〟トレーニングしているわけである。そこまでいけば確かに痩せはするだろうが、筋力はじめ体力全般の低下は避けられない。

男子器械体操競技と異なり、女子体操の場合は、跳馬や段違い平行棒に代表されるパワーと、平均台や床運動にみられる美しさとの両方の要素を兼ね備えていることが必要。美しさと身軽さを重要視するあまり、パワーの源である骨格や筋肉の充実を阻害するほどの食事制限を行なうのは、本末転倒であろう。

選手でなくても同様である。スポーツする理由の第一位は男女同じで「健康のため」だが、二位は男性は「体力向上」、女性は「美容のため」と分かれるという。少しでも痩せようと「摂取カロリー」ばかり計算したり食事を抜いたりする前に、何のためにそうするのかを考えてほしい。美しく引き締まったからだを獲得したいからではないのか。だとしたら、カロリー計算などは二の次。フィットネスが向上すれば自然に望む体格は得られるものなのだから、食事制限よりむしろ、トレーニングをするべきなのである。

2 「消費カロリー」を計算する

一九九九年の栄養&健康分野における重大ニュースの筆頭にあがるのが、第六次改定「日本人の栄養所要量」が同年九月に厚生労働省より発表されたこと。時代の要請を受け、策定栄養素の種類が大幅に増えただけでなく、ミネラルなどのとりすぎ予防のために「許容上限摂取量」という新たな基準値が示された。また、その翌年からは「健康日本21」の一一年計画で、九つの対象領域別に改善目標値が示された。まさに二一世紀の国民健康づくり運動として注目されている。その中でも一番最初にあげられている栄養・食生活部分では、目標は三段階に分けられ、適正な栄養素の摂取とそのための個人の行動、さらにそれらを支援するための環境づくりとされた。この「健康日本21」の栄養部分の最初の目標は「適正体重を維持する人の割合の増加」である。ベースにある考え方は、従来どおり、消費エネルギー量、いわゆる「消費カロリー」の現状把握とその増量である。どうしてこのような対策を講じなければならなくなったかといえば、大きく分けて以下の二つの原因があげられる。

その第一が、労働の質的変化。厚生省は以前、「軽い労作」「普通の労作」「やや重い労作」「重い労作」という四段階の労作強度分類を用いていたが、一九六〇年には重いほうの後者二分類で四七%をしめていたものが、一〇年ごとに一〇%ずつ減少し、一九八五年の推計値ではついに一七%に

表17　生活活動強度の区分（めやす）

生活活動強度と指数（基礎代謝量の倍数）*	日常生活活動の例		日常生活の内容
	生活動作	時間	
I (低い) 1.3	安静 立つ 歩く 速歩 筋運動	12 11 1 0 0	散歩、買物など比較的ゆっくりした1時間程度の歩行のほか，大部分は座位での読書、勉強、談話、また座位や横になってのテレビ、音楽鑑賞などをしている場合
II (やや低い) 1.5	安静 立つ 歩く 速歩 筋運動	10 9 5 0 0	通勤、仕事などで2時間程度の歩行や乗車、接客、家事等立位での業務が比較的多いほか、大部分は座位での事務、談話などをしている場合
III (適度) 1.7	安静 立つ 歩く 速歩 筋運動	9 8 6 1 0	生活活動強度II(やや低い)の者が1日1時間程度は速歩やサイクリングなど比較的強い身体活動を行っている場合や、大部分は立位での作業であるが1時間程度は農作業、漁業などの比較的強い作業に従事している場合
IV (高い) 1.9	安静 立つ 歩く 速歩 筋運動	9 8 5 1 1	1日のうち1時間程度は激しいトレーニングや木材の運搬、農繁期の農耕作業などのような強い作業に従事している場合

＊指数は基礎代謝量を1とする。　　厚生労働省／第六次改定「日本人の栄養所要量」1999

もなって、反対に最も軽い労作の人がほぼ四〇%にまで拡大している。現代社会においては労働内容も急速に変化を遂げ、もはや労働はからだに重い負荷をかけるものではなくなったといえる。

第二が、自由時間の拡大とその過ごし方の個人差の拡大。多様化の時代ともいわれる現在、ライフ・スタイルも人により大きく異なり、実に多彩な自由時間の過ごし方が出現しつつある。アマチ

表18　エネルギー所要量（めやす）

年齢(歳)	年齢区分別体位基準値				生活活動強度別　エネルギー所要量(kcal/日)							
					生活活動強度							
	身長(cm)		体重(kg)		I(低い)		II(やや低い)		III(速度)		IV(高い)	
	男	女	男	女	男	女	男	女	男	女	男	女
0～(月)	61.7		6.4		110～120/kg*1							
6～(月)	70.7		8.5		100/kg*1							
1～2	83.6		11.5		—	—	1,050	1,050	1,200	1,200	—	—
3～5	102.3		16.4		—	—	1,350	1,300	1,550	1,500	—	—
6～8	121.9	120.8	24.6	23.9	—	—	1,650	1,500	1,900	1,700	—	—
9～11	139.0	138.4	34.6	33.8	—	—	1,950	1,750	2,250	2,050	—	—
12～14	158.3	153.4	47.9	45.3	—	—	2,200	2,000	2,550	2,300	—	—
15～17	169.3	157.8	59.8	51.4	2,100	1,700	2,400	1,950	2,750	2,200	3,050	2,500
18～29	171.3	158.1	64.7	51.2	2,000	1,550	2,300	1,800	2,650	2,050	2,950	2,300
30～49	169.1	156.0	67.0	54.2	1,950	1,500	2,250	1,750	2,550	2,000	2,850	2,200
50～69	163.9	151.4	62.5	53.8	1,750	1,450	2,000	1,650	2,300	1,900	2,550	2,100
70以上	159.4	145.6	56.7	48.7	1,600	1,300	1,850	1,500	2,050	1,700	—	—
妊婦					＋350							
授乳婦					＋600							

*1　体重1kg当たりの1日の所要量

1. 生活活動強度の判定については、参考表「生活活動強度の区分(めやす)」を参照されたいい。(p.139)
2. 生活活動強度が「I(低い)」または「II(やや低い)」に該当する者は，日常生活活動の内内容を変えるかまたは運動を付加することによって、生活活動強度「III(適度)」に相当するエネルギー量を消費することが望ましい。
3. 食物繊維の摂取量は，成人で20～25g(10g/1,000kcal)とすることが望ましい。
4. 糖質の摂取量は、総エネルギー比の少なくとも50%以上であることが望ましい。

厚生労働省/第六次改定「日本人の栄養所要量」1999

ュアのスポーツ選手たちでも、以前の重労働に匹敵するほどのトレーニングに汗を流すこともあるが、「カウチポテト」といわれる一群は、ほとんどじっと自室にこもったまま動こうとしない。

以上の二要因により、労働時間においても自由時間においてもほとんど運動することのない多くの人と、一部のスポーツマンという両極端に対してもも対応しうるものが要請されるに到ったのである。

一〇年以上前のように、職業を聞けばその消費エネルギー量が概算できるというわけにはいかなくなった。たとえば、同じ建設会社の人でも、つるはしを使う重労働の人からブルドーザーの運転手という軽い労作の人までいる。主婦といっても弁当片手にテニスコート通いの「選手」並みの人もいれば、テレビの前でスナック菓子をたべている人もいる。

だから結局、自分の消費エネルギー量を把握するには、自分で、日常の生活時間の使途、通勤や移動の種類、スポーツや重労働時間の有無、睡眠時間などを記録し整理してみることが、まず必要となるのである。そして表17（一三九ページ）に示した「生活活動区分」ⅠからⅣのどれに当てはまるかを判断した後、次の表18を使って、自分の年齢と性別の標準的な体格・体質の場合のエネルギー所要量を計算してみるとよい。まずはやってみよう。出てきた数値に驚くことになるかもしれない。

3 「カロリー・バランス」をどうとるか

二章に述べてあるように〝エネルギーの摂取が消費を上回れば肥満が成立する〟――これが鉄則である。足関節の捻挫などをして動かない日が続くと、食事からの摂取エネルギーに比べて消費するエネルギーが少ない状態になるため太ることがよくある。また最近ではグルメ・ブームに乗って食べ歩きを趣味にしているうちに太ったという人もある。これらは明らかに摂取過多が原因である。余分なエネルギー量は、砂糖由来のものも脂肪由来のものも、眠っている間にしっかりと皮下脂肪となって蓄積されてしまうのだ。

ただしこの鉄則の「逆」は必ずしも「真」ではない。つまり、摂取エネルギー量が消費エネルギー量より少ない日が続いたからといって、必ずしも痩せてくるわけではないのである。「カロリー計算までして頑張っているのに、ちっとも痩せない」とぼやいているダイエターたちは、まさにこの「逆戻り」ができない状態にあるといえる。

太るときと痩せるときとではメカニズムが違う。いったん付いてしまった皮下脂肪をとるのは、簡単ではない。非常用のエネルギー源として体内に蓄えてしまった脂肪を、再び活動用のエネルギーとして呼び戻して使うためには、やや弱い強度の運動を長時間続けることが必要なのである。そのためには、できるものなら、ジョギングやL・S・Dなどごく軽い走りを六〇分以上行なうことが、理屈からすれば最も効果的である。

ただし実際には、トップ・アスリート以外でこの長時間走り続けられるスタミナを持つ人は少ないし、過体重の人や脚の筋力のない人の場合は、足関節や膝関節に負担がかかり、故障を誘発しやすいため、すすめられない。足に負担をかけないためには、固定式自転車（エアロバイク）や低速の水泳などがよいのだが、それなりの設備を備えかつすいている所を探すのが一苦労である。（すいていないと長時間止まらずに運動し続けることができないから、皮下脂肪を燃やせないのだ。）だから結局、「まずは太らないようにすること」が得策といえる。それも「子ども時代から」ということが重要である。

模式図（図24）に示すように、赤ん坊のときの太り方は、大人からの肥満と異なり、いったん痩せたとしても再び太りやすい構造になる。図の左列は〔大人になってから太る場合〕であり、その中央から下部分にかけて、脂肪細胞の数自体は変わらず、一つ一つの細胞の大きさが大きくなる様子を示したものである。それに対し、左列中央から右列中央にかけての〔赤ん坊のときに太る場合〕は、脂肪細胞の数が増えるのが一大特徴であり、さらにそのままの生活習慣で成長すると、右列下に示す〔赤ん坊のときから太っている場合〕すなわち細胞の数も多く各細胞の大きさも大きい状態へと発展しやすいので、より注意が必要なのである。

脂肪細胞の増加は一生に三回、まず母親のおなかにいる最後二カ月、生まれて半年間、思春期初めに活発であることが知られている。しかし、近年の研究で、それ以外の時期にもおこりうることが明らかにされてきた。このほか、肥満の原因として、「熱産生機能の障害」が大きいこともわかってきた。脂肪細胞を大別すると、エネルギーの貯蔵庫となる白色脂肪細胞と、熱産生を担う褐色脂肪細胞とがあるが、この後者の細胞の機能が適切に働かない場合、消費エネルギーを減少させることになり、肥満に結びつきやすいことが解明されてきた。肥満の原因については、このようにさまざまな理論が追加されて現在に至っているが、ともかく、健康で楽しく長生きするために、各人が余計な脂肪を身につけない努力をすべきであることは、一〇年以上前とまったく変わっていない。しかし、社会全体の運動不足の深刻化が進み、肥満者はさらに増加してしまった。二一世紀は以前にも増してシェイプアップがますます重要になってきたといえよう。

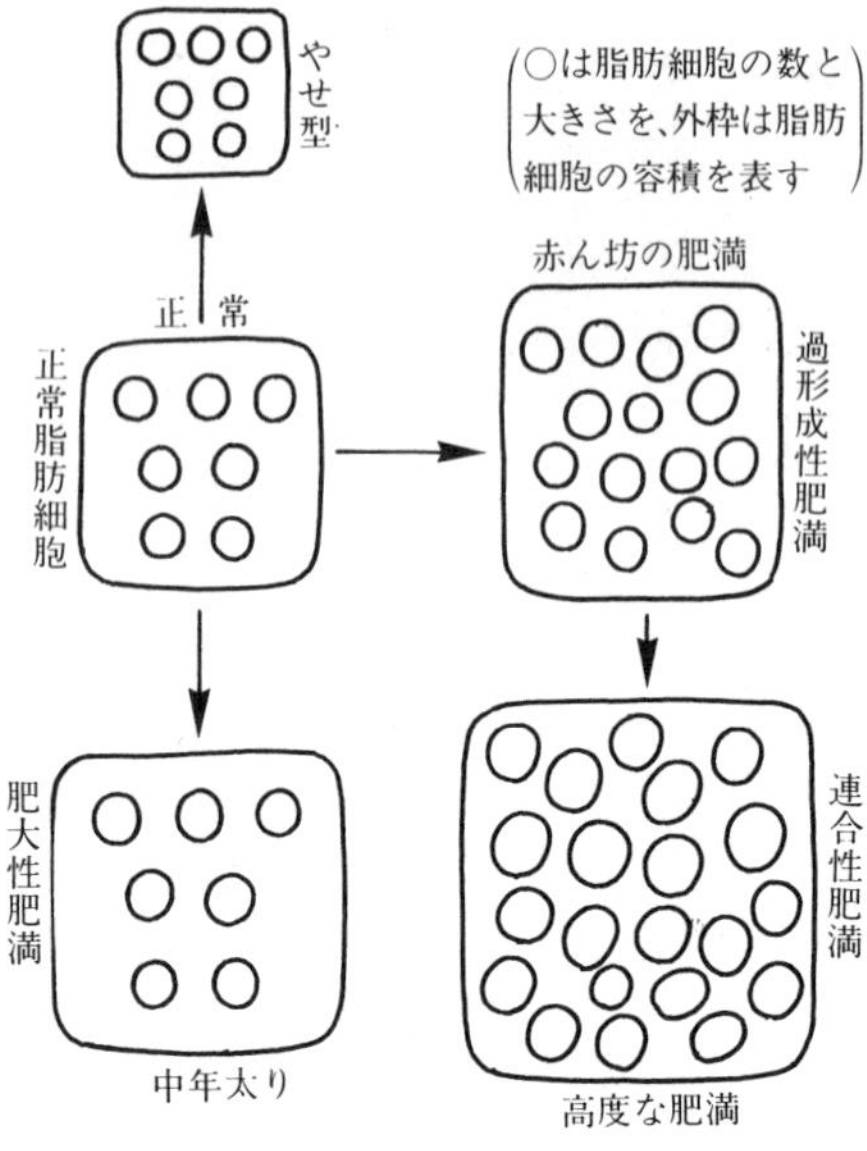

図24 肥満のメカニズム

4　シェイプ・アップ・ダイエット

シェイプ・アップとは、単に体重を落とすことではない。痩せることでもない。（六八ページ参照）〝個人が健康的なライフ・スタイルを維持するにふさわしい体型をつくること〟である。

一般の人の場合は、相撲取りほど過体重でも動けないし、マラソン選手ほど脂肪がなくてもからだの余裕がなさすぎる。あなたはどういう生活をしたいのか。目標体型を決めるには、ライフ・スタイルが問題となる。

さて、ともかく活動的な生活をしようと思ったら、まずは皮下脂肪の薄いからだを目指すこと。限られた骨格や筋肉のパワー、心肺機能を有効に活用するには、これが最短コース。そのために必要なのは、何より脂肪を燃やすトレーニング、そして食事法である。

目的に応じてさまざまある「シェイプ・アップの食事法」の第一の要点は『脂肪、とりわけ動物性脂肪の減量』である。II食生活チェックの2（カロリー超過の原因チェック）（一二九ページ）の中で、スナック菓子、トンカツや中華料理、外食について、量や頻度を聞いたのは、主にそのためである。見た目の割に高カロリーである原因は、含有する脂肪の比率が高いことにある。酒類のつまみも同様で、飲酒の時間が長くなるにつれ摂取カロリーも上昇するものである。これらをとる機会や一回に飲食する量を減らすことで、摂取エネルギー量をかなりカットできる。

第二の要点は『〝食っちゃ寝〟生活からの脱出』。激しい稽古の後で「ちゃんこ鍋」を囲み、食事の後は昼寝という「相撲部屋」の生活を、知らず知らず真似ている人が多い。時間帯は夜なのだが、残業やつきあいの後、夜一〇時過ぎに夕食や晩酌、その後テレビを見ているうちにうとうと…という習慣の場合、活動――食事――睡眠という相撲部屋のからだ作り法そのものなのである。稽古もせずにからだを作っても、蓄えられるのは皮下脂肪ばかりなのだから、要注意。運動ができない日には、夕食は早めにとり、食後二時間以内には寝ないこと。最低限これだけは守りたい。

ともあれ、からだ作りに関しては、何よりまず運動。弱い強度の運動を長時間行なう機会を作って、余分な皮下脂肪は燃やしてしまうことが基本なのである。そしてその補助手段として、体内で脂肪の余剰を作り出さない・蓄えない工夫が必要であり、それが食事法と睡眠法なのである。

Ⅳ　スタミナ・アップの食事

1　息切れの原因

スタミナとは「全身持久力」のことである。運動生理学的に考えれば、図25に示すように、酸素をとり入れながら体内の燃料である糖などを燃やし、エネルギーとしていく回路を、どれだけ長時間円滑に動かし続けられるかが、その決め手となる。

仕組みの概略をいうなら、こうである。食事や飲料として体内にとり入れた「糖質」からエネルギーを引き出す回路には、途中に反応を促進する酵素が働いている。その酵素のもととなるのが、食事からとった「ビタミンB_1」である。もう一つの燃料「脂肪」からエネルギーを引き出す回路は別にあり、これはさらに複雑であるが、糖質の場合との違いは、より多くの酸素が必要になることと、媒介にビタミンB_1は不要であることである。体内の糖質はじめエネルギー材料の運搬や、とりこむ酸素をからだの入り口である肺から心臓や全身へ運ぶのを担当するのは、血液中の血色素へモグロビンであり、そのへモグロビンの核となるのが食事からとった「鉄」である。

要するに、かなめとなるのは、燃料である「糖質や脂肪」、とりこむ「酸素」、媒介となる「ビタミンB_1」と「鉄」。これだけ覚えておけば大丈夫である。

「スタミナがきれる」というのは、いわばこの二つのエネルギー製造回路が何らかの原因により適当な速度で回らなくなった状態である。外界から体内へ酸素をとりこみ、血液内を経由してエネルギー発生反応に組み入れていくことができなくなるためにおこる。高熱を出した時のように、自覚的には息切れや動悸として感じられることが多い。

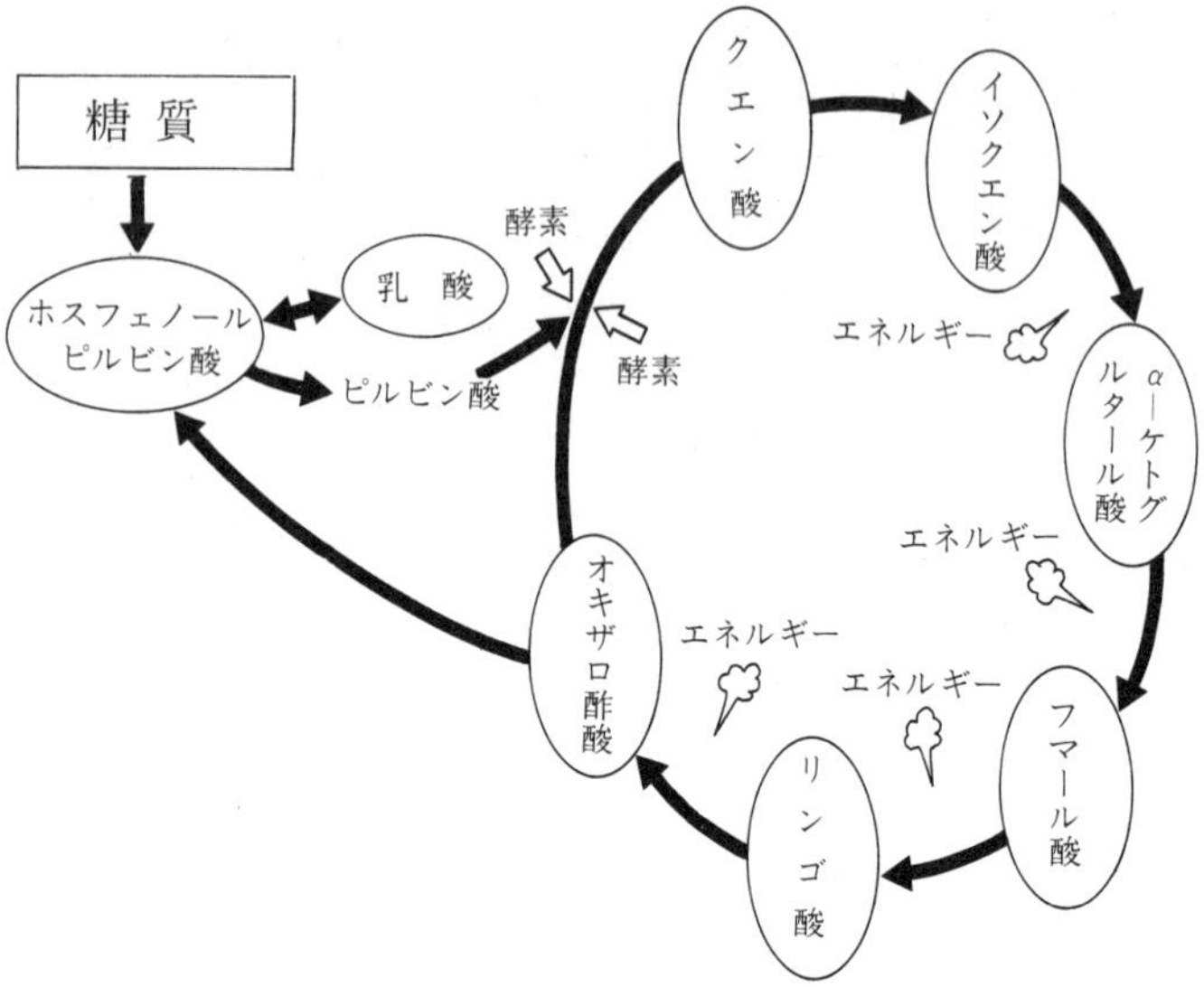

図25　糖質からエネルギーを引き出す回路（殖田）

原因の第一が「燃料切れ」。第二は「ビタミンB_1」欠乏。第三が「鉄欠乏」で、第四が「酸素欠乏」といったところだろう。

まずその第一について。エネルギー源である糖質や脂肪が供給されなくなったらスタミナもなくなるが、それ以前にからだを動かす力自体がなくなってしまう。まず運動できなくなり、次第に心臓や肺、脳などを動かすことも危うくなってくる。そうなったら、生命存続の危機。こういう事態を避けるためにからだの防御機能が幾重にも整備されているので、まず問題はない。

具体的には、体内の脂肪の蓄積があげられる。糖質の体内の貯蔵量は筋肉・肝臓・血液中のものを合計してもせいぜい二〇〇g、エネルギー量換算で八〇〇キロカロリー程度しかないが、脂肪は皮下脂肪をはじめとする脂肪組織に通常の体格でも一五〇〇〇g、エネルギー量換算では一三五〇〇〇キロカロリー程度もあるのだ。だから、たとえば胃腸の調子が悪かったりして一～二食抜いたとしても、まったくエネルギーが作れなくなることはないので、心配は無用である。

第二、第三の原因については、次ページ以降にそれぞれ項目をたてて、くわしく述べることにする。

蛇足ながら、第四の酸素欠乏については、地球上で普通の生活をする限り、まず問題はない。ただし水中で運動する場合は別。運動の量や時間に制限が生じるのは、限られた量の酸素を使用するためである。

2　潜在性ビタミン欠乏症

第二次世界大戦後の食糧難時代、日本人の栄養状態は非常に悪かった。ビタミンB_1不足病である「脚気《かっけ》」など、栄養失調が原因の病気が流行し、死者も出るほどであった。それから六〇年近くたち、飽食の時代といわれる現在では、栄養過剰病ならともかく、栄養不足病などあるわけがない。そう思うのが当たり前ではあるが、実はそうでもないのである。昭和五〇年代になって発覚した脚気は、世の中にさまざまな波紋をもたらした。

昭和五〇年代の「脚気」患者の特徴は、年齢が二〇歳前の若い層に集中していることと、ほとんどが男性、それもスポーツ選手や肉体労働者など人一倍筋肉を使う人に集中していることであり、季節も春から夏が多いことであった。

これらの要素が何を意味するか。若くて活動的な人、寝食を忘れて何かにうちこむような一見元気の固まりのような人は、要注意ということだろう。

言い換えるなら、新たなる現代病として脚気が蘇った背景には、現代の最先端を行く都市型単身生活者のライフ・スタイルがある。独身貴族ともいわれ、キッチンや風呂のついたアパートなどに住まいながら、自分ではほとんど料理しないで、学業の他アルバイト、スポーツその他で飛び回っている――こういう暮らし方である。

友人知人とのパーティーなどではご馳走を食べるが、普段はほとんどが外食やファースト・フード、家でもインスタント・ラーメンなどで暮らす。そしてペット・ボトル（一・五リットル容器）などでジュース類を多量に飲む――こういう食生活がともなっている。

昭和五〇年代に発覚した当時、診療にあたった医師や栄養士らのグループのデータでは、患者二五人中、インスタント・ラーメンを一週間に七個以上食べる人が一一例あったことや、清涼飲料を一週間に一・五リットル以上飲む人が半数以上であったことなどがあげられている。要するに、食生活の「貧困」が原因であったとの結論である。

表19　ビタミンB_1、B_2の多い食品（五訂日本食品標準成分表より）

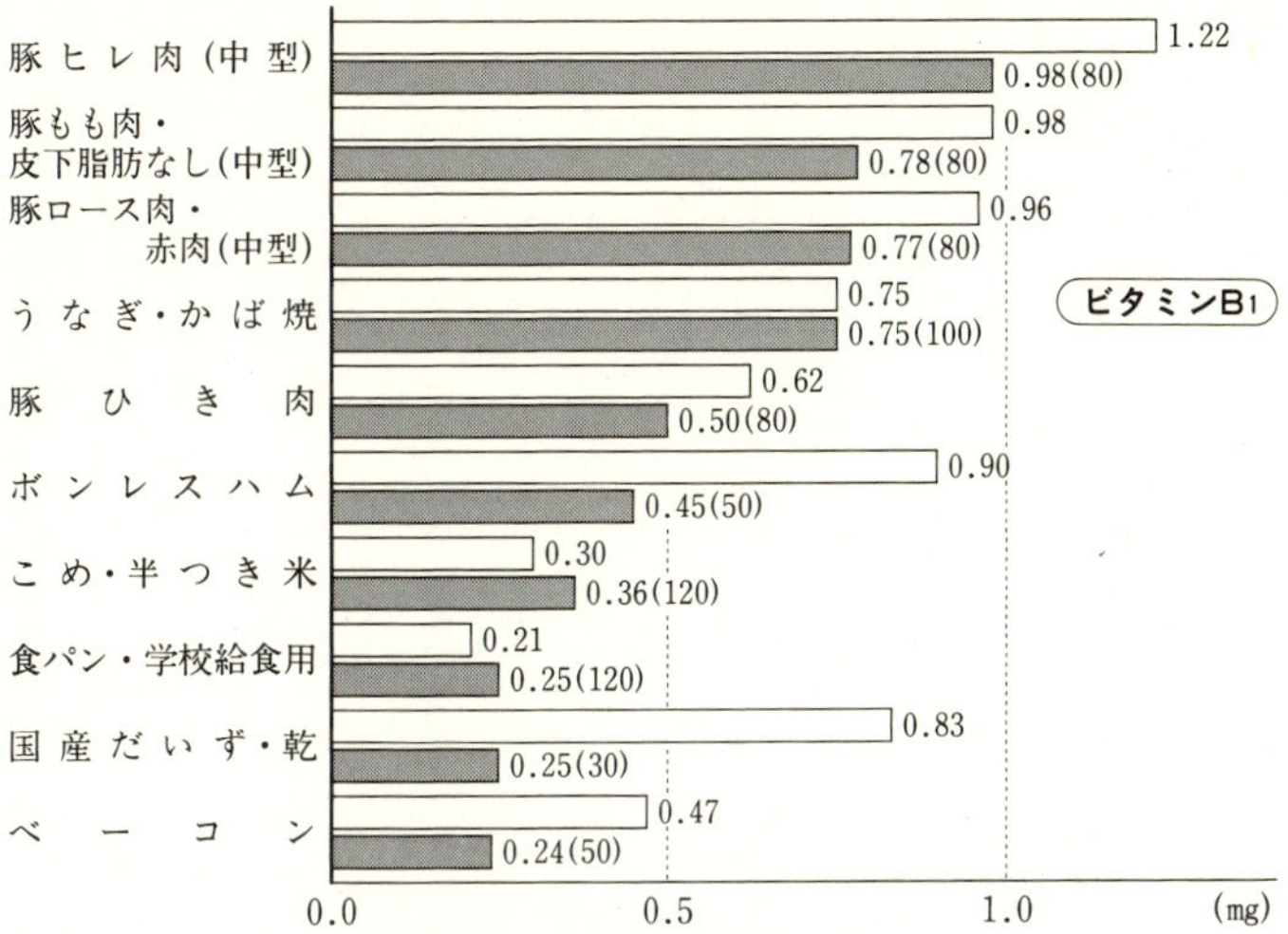

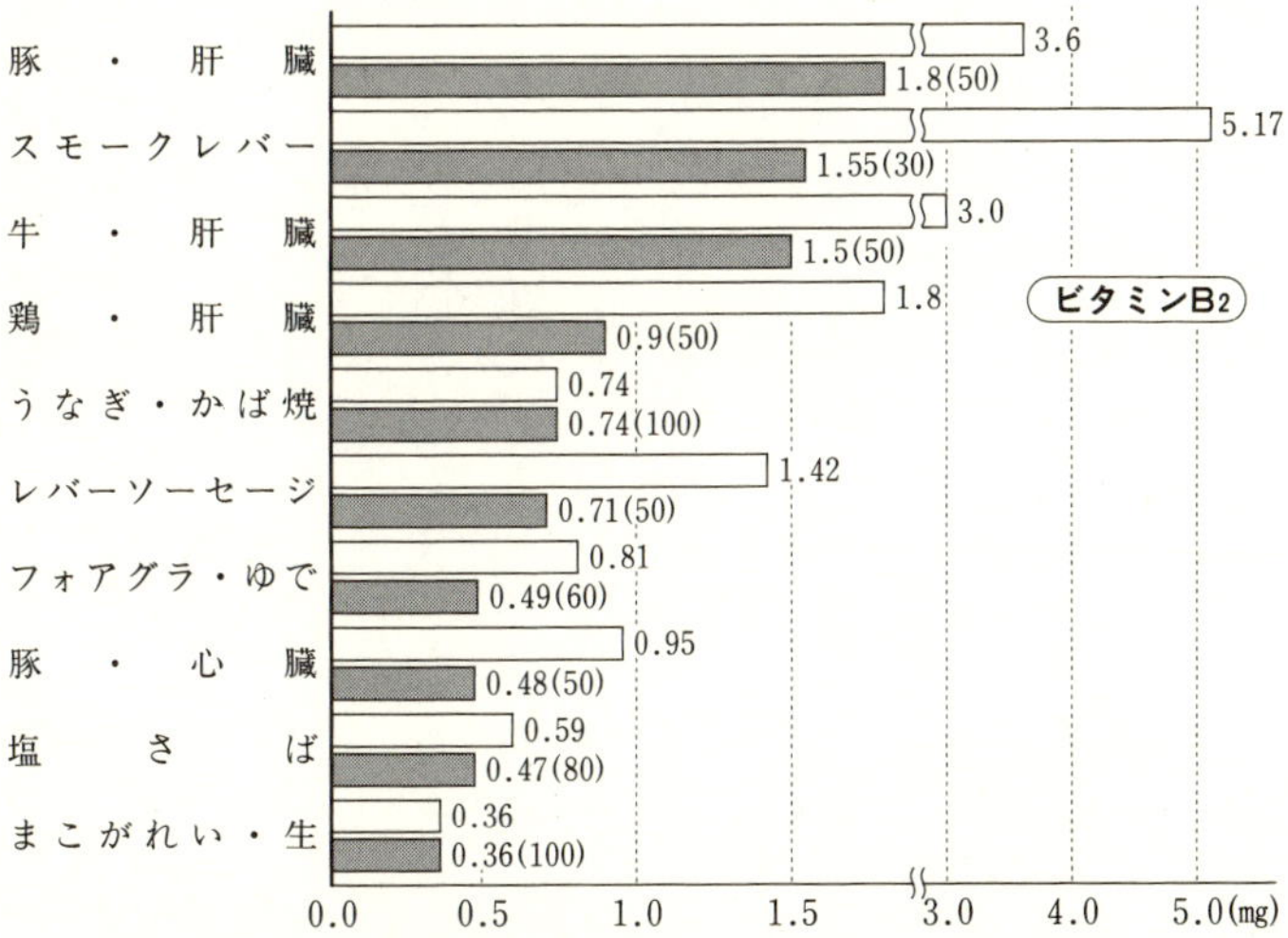

□は可食部100 g 中の栄養素量　■は1人1回分の使用量中の栄養素量
（　）は1人1回当たり使用量のめやす(単位 g)

「脚気」は病気。栄養失調病である。発症は多くなくとも、目に見えるのは氷山の一角であり、一歩手前の「潜在性ビタミン欠乏症」の人は多い。ふだんから何となくだるいという人は、ビタミンB_1が不足していないかセルフチェックをすべきだろう。さて、その後日談である。昭和から平成に時代は移り、関係者が努力した結果、二一世紀に入った現在ではやや状況は変化した。シリアルだけでなくインスタント麺にもビタミンB_1やB_2が添加され、炭酸飲料よりスポーツドリンクが人気を博している。中間的存在のゼリードリンクも各社から出回り、栄養ドリンクとともに、コンビニエンスストアでも専用ケースに常備されるほどのブームである。これらの成果か、脚気は影をひそめたままである。しかし、新たな問題も浮上してきた。一九九九年に改訂された「第六次改定日本人の栄養所要量」を一三八ページでご紹介したが、その改訂の柱が、策定栄養素の種類の増大と「許容上限摂取量」の設定であった。この事実が意味するのは、ここまで述べてきたビタミン欠乏や次項で述べるミネラル欠乏の正反対、すなわち過剰による健康への悪影響が問題視されるに至ったことである。かつては、栄養問題の原因は欠乏や偏りであったが、二一世紀にはとりすぎの弊害にも注意すべきということになった。栄養学もまさに激動の時代である。

3　潜在性鉄欠乏症

脚気よりさらに現代的な病気ともいえるのが「貧血」である。貧血というと、朝の通勤電車の中などで、若いか細い女性がフラついて倒れるのが連想されようが、そればかりを指すのではない。

　正確には血液中の赤血球や血色素へモグロビンが減少する状態のことをいう。こういう人がどのくらいの割合いるのか。月経のある成人女性の場合は、佐藤久美子（一九九一）によれば、ヘモグロビン濃度と血清フェリチン濃度を評価基準とすると、一七〜二九歳の一六〇人中正常が五一・三％、潜在性鉄欠乏が三六・三％、鉄欠乏性貧血が一一・九％、その他の貧血が〇・六％であり、三〇〜五三歳の二〇九人中正常は五二・二％、潜在性鉄欠乏は三二・一％、鉄欠乏性貧血は一三・四％、その他の貧血は二・四％であった。それに対して男性は、正常者は九四・〇％、潜在性鉄欠乏は四・二％、鉄欠乏性貧血及び鉄欠乏以外の貧血は、それぞれ〇・九％で、大きな男女差がみられる。この貧血傾向は女性全般にあるのではなく、食習慣や運動習慣をはじめとする生活習慣や生活環境の違いによって、大きく異なることが知られている。よく運動し、よく食べていれば、女性だからといって貧血者が多くはならないのである。まずはこの心がけが大切。とくに、学校を卒業して就職し、一人暮らしを始めたばかりの若い女性などは、充分気をつけるべきといえよう。

　さて、貧血になるとどういうことが起きるかということに移る。血色素ヘモグロビンの主たる役割は、肺から心臓、そして全身への酸素の運搬である。ヘモグロビンという人間が肺で酸素分子と手をつなぎ、その手を引っ張って心臓へ、そして全身へと連れていくというイメージである。一人のつなぐ手の数には限りがあるため、人数が減ると、その分連れていける酸素分子の数が減ることになり、からだ全体が酸欠状態となって、エネルギーの発生回路（前出）を順調に回せなくなる。

そういう場合、からだとしてはどうするかといえば、一人一人のヘモグロビンの走るスピードを早める、すなわち血液の流れを早めて、自転車操業することになる。呼吸の回数を多くして、肺への酸素の供給もより多くしようとしたりもする。

だから、貧血になった人間本人の自覚症状としては、胸がどきどきしたり息切れがしたりするのである。時には、内臓などへ送る血液を優先するために、皮膚に近い末梢の血管の血流量を減少させることもあり、これが顔面蒼白やふらつきの発現ともなる。

体外に失われる鉄の量は、一日あたりではせいぜい一mgでしかなく、吸収率などを考慮しても一〇mg程度でよいのだが、この量をコンスタントに摂取するのは、なかなか難しい。それにまた、とくに女性の場合は、妊娠や月経など出血をする時期があり、一時的に大量に鉄が必要になることがある。

こういう時に備えて、人間の体内には防御機構が存在する。それが「貯蔵鉄」である。人体に含まれる鉄の総量は、ほぼ五gであるが、その二割がこの貯蔵鉄であり、肝臓や脾臓、骨髄、腸、胎盤などに少量ずつ保存されている。このプールから鉄の借金をしているような状態が「潜在性鉄欠乏症」。見た目には貧血と分からないような状態だが、何かの出血があったりするとたやすく酸欠状態に陥り、スタミナぎれを招きやすい。

貯蔵鉄から借金などしないでいい状態をキープすること。これが、スタミナ維持の第三のコツである。食事中の鉄の量には、くれぐれも注意すること。そして、鉄の消費量が増える時期にはとくに、より多くの鉄を摂取する工夫を怠らないことが、大事である。

4　スタミナ・アップ・ダイエット

前項までに述べてきた、スタミナ・ダウンの原因――すなわち、①燃料ぎれ、②ビタミンB_1欠乏、③鉄欠乏、④酸素欠乏の四つをクリアーすれば、最低限、スタミナの現状維持は可能である。しかし残念なことに、そのように維持しても、加齢により、徐々にではあるが自然にスタミナは低下してくるものであり、こればかりは食い止めようとしても無理なのだ。

だからといって、手をこまねいていては、この人生九〇年時代を活力溢れた状態で生き抜くことはできない。持てるスタミナを向上させる努力を続けることで、加齢による微々たる低下などものともしないではつらつと生きることができるのだ。

スタミナ・アップ・トレーニングの方法については、先の章で詳しく述べてあるので、そこを参照していただきたいが、それにあわせて食生活も改善されることをすすめておく。

ポイントは、大きく分けて三項目である。

①運動量に見合ったエネルギー量の摂取

②エネルギー源の種類と量に見合ったビタミン類の摂取
③鉄の必要量を考慮した摂取

まず第一のポイント、エネルギー量の摂取について。この本の中でたびたび述べてきたように、自分のからだのエネルギー消費量を超えて摂取する日が続くと、必ず太る。太ることで身についたものは、だいたい脂肪であり、からだにとっては〝お荷物〟でしかないわけだから、いわばリュックを背負ってジョギングしているようなもので、相対的に体力は低下する。必要以上に太ればスタミナが落ちる。だから自分にとって望ましい体型を維持することが、まず重要となる。

続く第二のポイント、ビタミン類の摂取についての理由は「潜在性ビタミン欠乏症」の項で説明した通り。第三の鉄の摂取についても「潜在性鉄欠乏症」の項に述べた。

さてその具体的な食事上の注意事項はといえば、一言で終わる。「過不足のない食事をし、間食を慎むこと」である。

適度な運動をとり入れると同時に、食べ過ぎないようにして、体型を維持するとともにスタミナを維持向上させることが最優先ではあるが、それを達成してなお余力があれば、これを試してほしい。それぞれの表を大まかにでも頭の隅に置き、その中から、自分の嗜好や食事環境（外食なのか家庭食なのかなど）、季節や気分に合わせて、脳が自動的に「これが食べたい」「これが必要」という調整をするようにしむけられれば、スタミナ・アップはほぼ成功したようなものである。

ここまでくればもう一息。続く「パワー・アップ・ダイエット」にも挑戦して、フィットネス・アップの総仕上げをされることを期待したい。

V　パワー・アップの食事

1　燃料ぎれの回避

パワーの出し方は大きく分けて二種類ある。瞬間的に強い力を出すための「瞬発力」と長時間動き続けるための「持久力」である。

スポーツ選手の場合も、種目やポジションにより二種類のパワーの使い方が異なるため、目的別にトレーニング方法や時期、それに合わせて食事内容も変化させることが多い。

選手でない一般の人の健康のための運動や日常生活における動作においても同様に、力の出し方によってそのエネルギー源は異なるもの。たとえば布団の上げ下ろしやアパートの階段昇降などは瞬発力を使うものであり、ジョギングなどの運動や遠くまでの買い出しは、持久的なパワーの出し方をしていると考えればよいわけである。

なぜこんなことを説明しなければいけないか。その訳は、この二種類のうちどちらの力の出し方をどれだけ行なうかによって、使う筋肉もエネルギー源も異なり、からだ自身がパワー・アップつまりからだ作りの方向へ向かうかどうかの意思決定をするものだからである。パワー・アップを目指してトレーニングしている人の間でも、このことは意外にしられていない。

詳細な理論は、あえてここで示す必要はないので省略するが、とにかく燃料がきれるようでは、パワーは増せない。近頃とみに「たんぱく質さえたくさんとればその分筋肉が増えパワーがつく」という誤解が生じているようだが、それは誤りである。

何より「燃料ぎれ」を避けること。これが第一のポイントである。そのチェックにあたっては以下の段階を踏むと分かりやすい。

① 動きの燃料として何を使うかの判定
(瞬発力の場合は、主に糖)

② 燃料を燃やすためのビタミンB_1やB_2は充分あるかの確認
(糖を多用した場合とくにB_1に注意)

③ エネルギーの産出に充分な体調かの反省
(胃腸や筋肉などの疲労など)

トレーニングしないでパワー・アップするのは無理ではあるが、トレーニングさえしていれば自

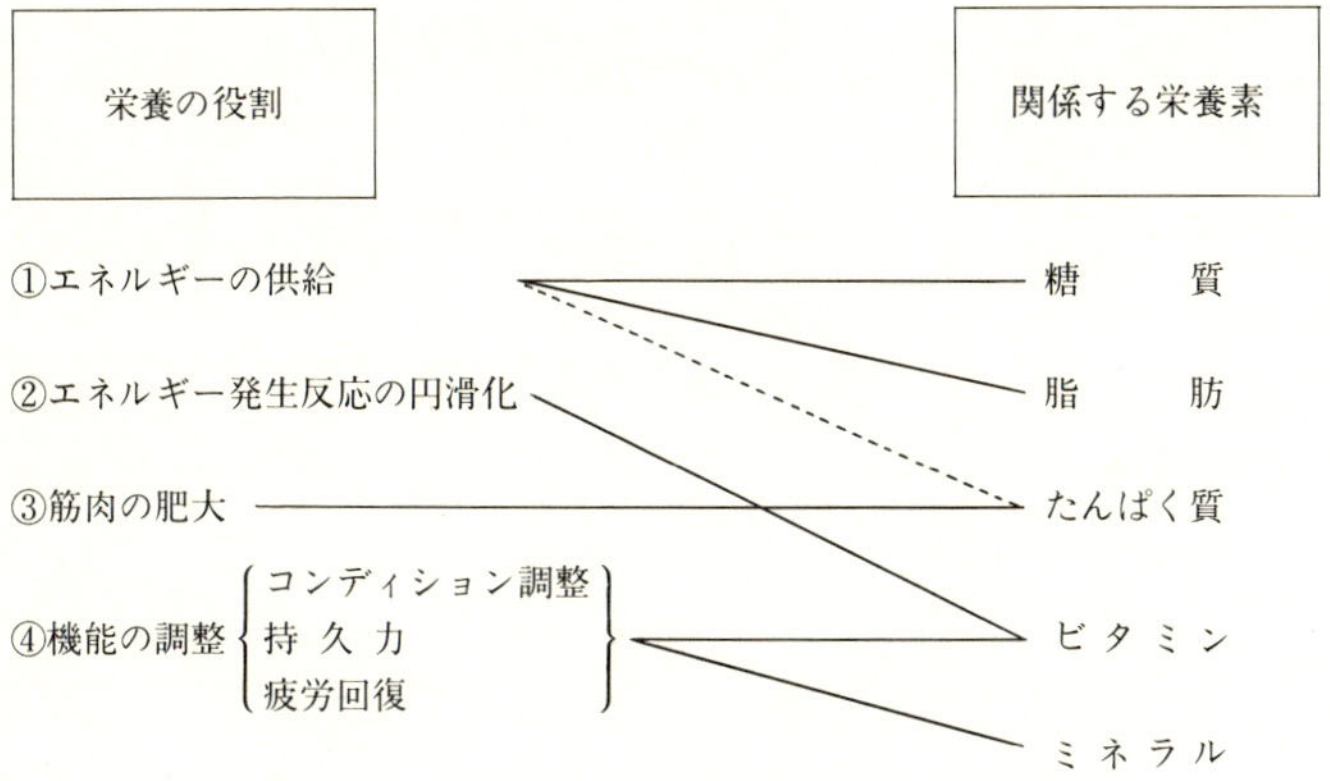

図26　スポーツにおける栄養の役割（長嶺）

然にパワーが向上するなどということはあり得ない。トレーニング効果をあげるためには、そのトレーニングに見合った食事が不可欠。燃料が不足している場合は、からだ作り用に摂取したつもりのたんぱく質まで、燃料に転用して使ってしまうものだということを、まず考慮するべきなのだ。

さらにもっと悪い状態——すなわち、エネルギー源となる糖質・脂肪・たんぱく質のいずれもが食事で摂取できなかった場合、あるいは前回の食事から時間がたちすぎたか、トレーニングでエネルギーを消費しすぎたかの場合には、身につけた体内の脂肪やたんぱく質組織をも切り崩して、エネルギー源とすることになる。寝食を忘れて仕事や趣味に没頭するのもやむを得ない場合もあるが、そうすることがからだのパワー・ダウンをもたらすことは、覚悟しておくべきである。

そしてまた反対に、フィットネスの向上やスポーツ種目のトレーニングなどのために、「負荷漸増の法則」にそって次第に強いトレーニング・メニューに発展させる場合には、食事内容も「質」「量」ともに「漸増」させるよう努力しなければならない。でないと相対的に燃料不足に陥り、トレーニング効果を阻害する原因になるものだ。

2 食事のタイミング

「腹が減っては戦《いくさ》ができぬ」という格言があるが、トレーニングをするしないにかかわらず、とにかくパワー・ダウンはしたくないと願う人にとって、最も肝に命じておくべきなのがこのこと―「食事を抜かないこと」である。

またやや難解なことになるが、からだには「サーカディアンリズム」と呼ばれる日内変動周期があって、栄養の出納もそのリズムの影響を受けている。睡眠の間に栄養分を体内に行き渡らせ、成長や補修、余剰分はストック場所に置く作業を行なうため、この準備のために夕方以降は「吸収」「蓄積」の方向性をもつものである。一方、起きぬけの朝から昼間にかけては逆に、からだは食物からの栄養「摂取」および「消化」の方向性を持っている。

だから夕食から睡眠を経て、体内の栄養の出納が精算された直後の翌朝、使用すべき燃料はじめビタミンなどがゼロからのスタートとなる朝の食事を抜くのは、昼食や夕食を抜く以上にからだに大きな負担をかけることになる。朝食は必ずとる習慣がまず大事なのは、こういう理由による。

それに続くのが昼食の欠食や、食事間隔の長い場合。働き過ぎのビジネスマンにありがちな、昼食から夕食までの食間が一〇時間などという場合などは、一食抜くことと大差ない。

前項で述べたように、何より必要なのはエネルギー源である糖と脂肪、そしてそれらを使いこなすだけのビタミンやミネラルであり、次にくるのが、「とる時刻の設定」である。たとえ同じ内容の食事をとったとしても、運動と食事のタイミング、さらには睡眠まで含めた三要素の組み方次第で、その栄養効果は大きく異なるものなのである。

なかでも、パワーアップの目的を持ってトレーニングをし、食事もそれに適したものに変えようとする場合には、タイミングは非常に重要な要素となる。「カロリーバランスをどうとるか」において、肥満防止のためのタイミングの取り方の必要性を述べたが、「脂肪をつけずに筋肉をつけるためのテクニック」はそれの応用版である。

前半の『脂肪をつけずに』についてはすでにシェイプ・アップ・ダイエットの項で述べた二項目を守ること。

①　脂肪、とりわけ動物性脂肪の減量に努めること。

②　〝食っちゃ寝〟生活からの脱出をすること。そして後半部分『筋肉をつける』については以下の三項目も付け加える必要がある。

③　トレーニングをすること

その中でも最後のほうにウエイトをかけたトレーニングを取り入れること。

④　トレーニングより前の食事（朝食・間食・昼食など）にエネルギー源となる食事をすること

⑤　トレーニングの後（夕食・夜食）には、筋肉作りと疲労回復に役立つ食事をとること

この③については九七ページ参照。④⑤の具体的な内容については、やや紙面を要するので次項に譲ることにする。

繰り返していうが、トレーニングをする人にとって忘れてはならないのは、充分な食事や睡眠量の確保と、それらの時間配分。トレーニング効果にかなりの影響力を持つものだけに、ないがしろにはできない。

3　たんぱく質摂取の留意点

誰もがある程度は真面目に勉強する小学生期に習ったことは、妙に記憶に残っているものである。「赤色の食品」「黄色の食品」「緑色の食品」という分類法も、そういう知識の一つであろう（図27）。

復習の意味でその概略を説明すると、その色が象徴するように赤色は肉や魚、黄色はごはんやパンなど主食となるもの、そして緑色は野菜などを表している。含まれる栄養素の違いから、それぞれ、「血や肉をつくる」「からだを動かすもとになる」「からだの調子を整える」という役割を果たす

ものであることと、三種類ともが含まれた食事をするべきであることも、小学生期の学校給食を通して、体験学習してきたはずである。

「赤色の食品」は、獣鳥魚肉類や卵、牛乳など、主にたんぱく質を供給する役割のもので、「血や肉をつくる」ものであると教えられる。この意味が強調されるあまり、「赤色の食品」がこの他の役割をすることも、他の食品がその役割を担うこともないと誤解されやすい。

このことが悪影響を及ぼすということは、通常の生活と通常の食事の場合はまずないのだが、からだ作りに熱心な若者たち——その中でも部活動でスポーツに打ち込む中高校生たちやトップ・クラスのスポーツ選手たちの場合は、やや注意を要する。

筋肉をつけたいという願望を持って、トレーニングに励むだけでなく食事にまで気を配るのは、たいしたものだとは思うのだが、たんぱく質ばかりを大量にとるのは考えものなのである。

問題点としては二つある。人それぞれ胃袋の適量というものがあって、食べられる食事の総量は急には変わらない。たんぱく質源となる「赤色の食品」ばかり無理して多くすると、相対的にたんぱく質以外の栄養素が不足がちになる。これが第一の問題点である。

そして第二の点は何かといえば、たんぱく質の消化吸収はただでさえ複雑でからだの負担が多いものであるのに、摂取量が増えることにより、使用する酸素などを余計に用意し、通常以上に時間をかけて消化しなければならないことである。

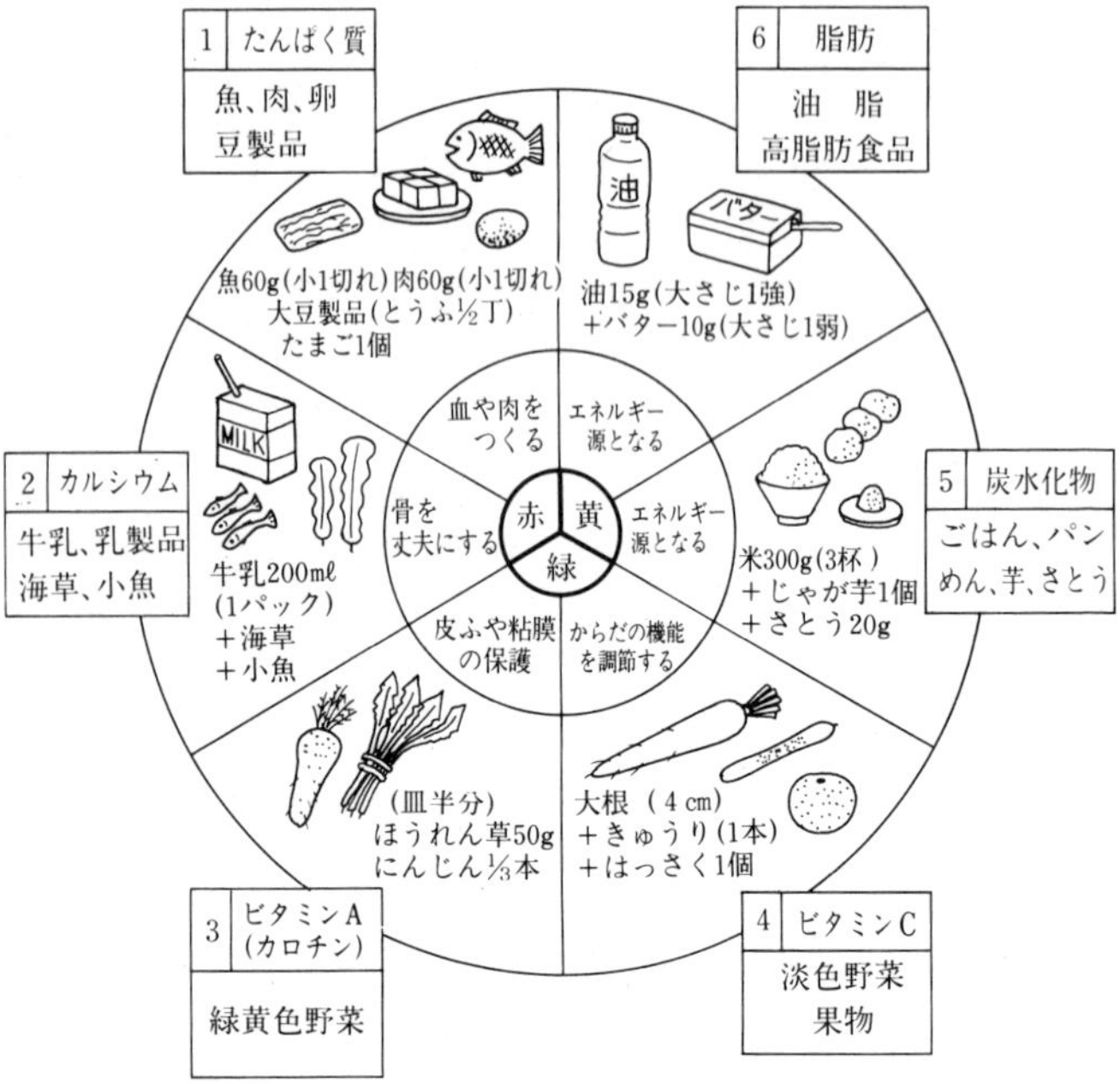

図27「6つの基礎食品群」と「栄養三色」

この第二の問題点はまた、酵素を構成する材料としてのビタミンなど他の栄養素の必要量がさらに高くなることをも意味している上、消化のため胃腸に大量の血液を使用する二時間近くは厳しい運動など血液を全身で使うことを避けなければいけないことをも意味する。

他の栄養素は通常以上に不足状態であり、学業や仕事に加えて寸暇を惜しんで練習やトレーニングに励まねばならない状況にある彼ら若いスポーツマンにとっては、この問題の解決はできない場合が多い。これではからだのほうはたまったものではない。

具体的にどういうことが起こるか。まず、燃料不足対策として、食事でとって筋肉作り用に体内にキープしたたんぱく質を燃料に流用してしまう。ビタミンやミネラルなど「からだの調子を整える」材料もたんぱく質の消化吸収のために消耗してしまう。おまけに、消化の終わらないうちに激しい運動をしたために、腹痛や消化不良もおこしかねない。こうして、意図した「からだ作り」や「パワーアップ」とは正反対の方向に進む結果となることは、想像に難くない。

トレーニングにも食事にも、正しい基礎が必要である。まずはバランスのよい基本的なやり方を身につけること。そしてその後で、積極的なバランスの調整のしかたを習得することである。

スポーツ選手にはよくあることだが、たとえば牛乳だけを一日二リットルとったり、焼き肉ばかりを満腹になるまで食べたりしても、効果はないものだ。

4　パワー・アップ・ダイエット

本節の1から3で、具体的な食事指針まですでに示したつもりである。通常の保健や家庭科の教科書のレベルを超えたやや難解な事項が多かったとは思うが、そのいずれもが、より高いフィットネス・レベルに到達するためには、不可欠な知識ばかりである。理解を確かにする意味で、ここで改めて列挙しておくことにする（表20）。

最後に、誤解を生じないようにいっておかねばならないことが、一つある。それは、パワー・ア

表20　パワーアップ栄養摂取の留意点

1．燃料ぎれの回避
　　　　　　　　――――――――睡眠量・食事量の確保
　①燃料の種類は糖か脂肪か
　②ビタミンBグループは充分か
　③体調は充分か

2．食事のタイミング
　　　　　　　　――――――――食事と運動の時間配分
　①食事を抜かないこと（とくに朝食）
　②食事時間の設定　　（昼食・夕食）
　③『脂肪をつけずに』のHow To
　④『筋肉をつける』のHow To

3．たんぱく質摂取の留意点
　①『赤色の食品』
　②『赤』の過剰の問題点
　　消化器の負担増
　　酵素材料ビタミンの消耗

ップに関してはとくに、トレーニングなしでは成り立たないということ。食事のみでは、どうにもならないのである。たとえば、シェイプ・アップには「ダイエット食品」、スタミナ・アップには「レバニラ定食」があるように、パワー・アップにも何か劇的な効果のある食べ物や飲物があると思っている人もいるだろうが、それは誤りである。

今よりパワー・ダウンしないしないためには、「食事」と「睡眠」双方について「質」「量」ともに確保すること、そして食事のタイミングを適正な範囲に保つこと。この二点が最低限必要なことではあるが、これらを達成したからといって、食事と睡眠だけでパワーアップすることなど、あり得ないのだ。

今よりパワー・アップしたいと願うなら、まずは運動すること。筋肉をつけるにも、筋力をアップするにも、からだ自身の要求メッセージこそが、必要なのである。

トレーニングで筋肉に刺激を与え、そしてタイミングよく「血や肉をつくる食品」すなわち『赤色の食品』が供給されることが、まず必要。さらに、それを使いこなすための『緑色』や『黄色』の食品が揃い、充分な休養時間が確保されることで、はじめてパワーはアップする。

この仕組みを、一人でも多くの人が理解して実践し、パワーアップの効果を実感されることを、願ってやまない。より高いレベルのフィットネスの完成を目指して、がんばっていただきたいものである。

第4章
生活習慣とフィットネス

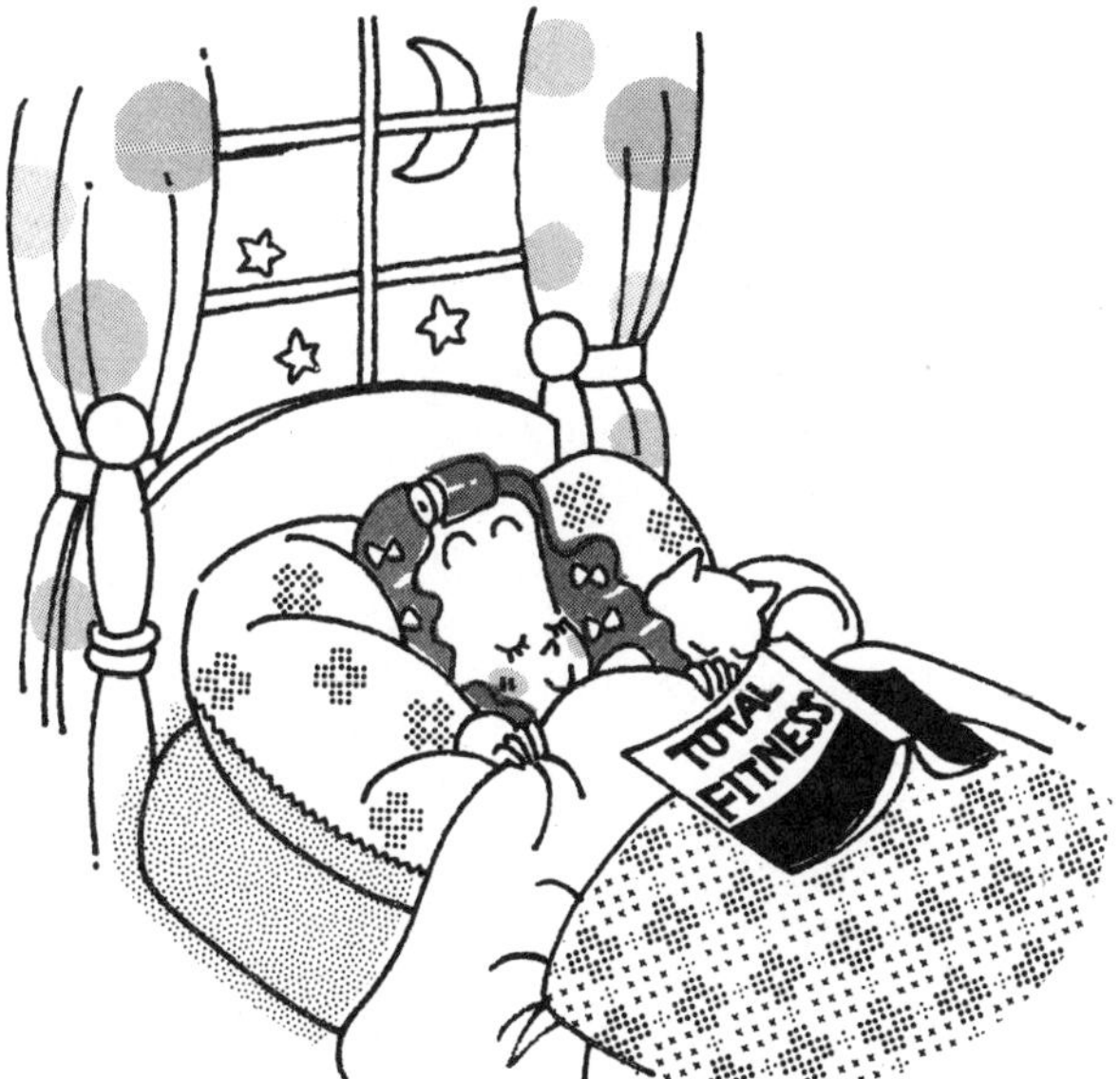

I　ストレス

1　ストレスとは

現代はストレス社会だという。一〇何年か前にオーストラリアから贈られたコアラが死んだ。解剖の結果、判明した死因は急性肺炎であったが、急性肺炎になった原因はストレスであったという。

このストレスという言葉は、もともとは物理用語である。たとえば、ボールを押すとへっこむ。正常とは異なった形、すなわち〝ゆがみ〟が生じる。これを応用して、一九三六年にカナダのハンス・セリエ博士が〝ストレス学説〟を発表した。博士によれば〝ストレスとは、ストレッサー（刺激）によって生じる心身の歪み〟となる。ストレスとストレッサーを別にして用いていたが、後年になって「ストレス」という一語で表わすように訂正している。

一九八二年に羽田沖で起きた日航機の事故から〝心身症〟という言葉が一般化した。それと共にストレスはやたら強調されるようになった。表21に示したのはストレスに関連する疾病の一覧であるが三一もの病名がある。

表21　ストレスに関連する疾病

1	胃潰瘍および十二指腸潰瘍	17	頸肩腕症候群
2	潰瘍性大腸炎	18	原発性緑内障
3	過敏性大腸	19	メニエール症候群
4	神経性嘔吐	20	円形脱毛症
5	本態性高血圧症	21	インポテンツ
6	神経性狭心症	22	更年期障害
7	過呼吸症候群	23	心臓神経症
8	気管支喘息	24	胃腸神経症
9	甲状腺機能亢進症	25	膀胱神経症
10	神経性食欲不振症	26	神経症
11	偏頭痛	27	不眠症
12	筋緊張性頭痛	28	自律神経失調症
13	書痙	29	神経症的抑うつ状態
14	痙性斜頸	30	反応性うつ病
15	関節リュウマチ	31	その他(神経性○○症と診断されたもの)
16	腰痛症		

さて、このストレスは一応、三つに分類されている。第一は化学物質によるもので、砂糖、塩、カフェイン、タバコ、アルコール、人工着色料等々で、化学反応を起こすストレスは五五万種類を越えるといわれている。第二は生理的なストレスである。寒さ、暑さ、外傷、肉体疲労、運動不足といったもの。第三が精神的ストレスである。精神疲労、刺激、怒り、恐れ、退屈、悩みと、これもまたたくさんある。

こうしてストレスをあげてゆくと、現代社会はストレスばかりとなってしまう。ストレスの渦の中で翻弄されている現代人の姿が浮かびあがってくる。近年では、コンピュータという機器が職場ばかりでなく家庭にも持ち込まれ、「テクノ・ストレス」という言葉さえ生まれている。メカニズムに強くないと、何かと不便な世の中になってしまったのは残念である。伝統文化を重んじるヨーロッパ人が居抜けの日本家屋を借りると、宇宙に来たような錯覚に陥るという。どのように、どのプッシュ・ボタンを押せばテレビ、ラジオ、電話等の機器が機能するか分からないからである。タクシーのドアが自動的に開くのに目を丸くしているのだから納得できる。

そこで近年、注目されているのが「心の健康」―メンタル・ヘルスである。見えざる敵である精神的ストレスに対処しうる武器を身につけようというわけである。ヨガ、禅、瞑想法といった心身一如の思想から生み出された方法に関心が集まっているのは、このためだといえる。

だが少々、ストレス、ストレスとさわぎ過ぎるような気もする。ストレスが全くないことはあり得ないし、一見ストレスが無さそうに見える隠居生活では、何も無いこと自体がストレスとなってしまうことすらある。適度なストレスは、むしろ生きがいとなる。絵であれ、音楽であれ、それを創り出すまではストレスだらけである。まさに苦戦する。したがって問題はストレスの受け止め方である。何ら求めるものではなく、勝手に押しかけられるとガクンとくる。いわば侵入してくるストレスの許容量、質にどう対処するかである。これは個人差がある。個人にとって許容できないストレスの量・質が異なるだろう。

表22　Aタイプ、Bタイプの判定（自己統制力：ダイヤモンド社）

	Yes	No
1.ふつうの会話で、キーワードを極端に強調する。あるいは一気に文をしゃべり終える。	□	□
2.あなたは、いつも動いたり、歩いたり、食べたりするとき素早いほうか。	□	□
3.たいていのできごとの進みぐあいにイライラしたり、それを顔に出したりするか。あるいは他人が話しているとき、ついせかしたくなるか。	□	□
4.前の車がノロノロ運転だったり、レストランで並んで待たされたりするとイライラするか。	□	□
5.他人の仕事ぶりをみて、自分だったらもっと早くやれるのにとウンザリすることがあるか。	□	□
6.たとえば運転しながら口述筆記をさせたり、食事しながら書類を読むなど、一度に二つのことをやることが多いか。	□	□
7.たとえ数時間でも、何もすることがなくゆったり過ごすのは、なんとなくうしろめたい気がするか。	□	□

2　ストレス・タイプ

アメリカでベストセラーとなった一冊の本がある。訳せば『A型の行動と心臓』であるが、人間をタイプAとタイプBに分け、タイプAの人は心臓病にかかりやすいというのである。表22は七項目の質問に答えるだけのものだが、これを考案した二人の医者は次のように記している。〝タイプAの人間の特徴は、せっかちで、歩くのも食べるのも早く、がまん強さに欠け、どんな行列でも待つことが嫌いという共通項があり、競争にいつも闘志を燃やし、敵意や攻撃心を露骨に表し、自分が負けるといかんとも許せないのが特徴である。〟

七項目のうちひとつでもYESがあればタイプAとみなされる。これに対してすべてNOの人はタイプBであり、タイプBの人は〝タイプAと同様に活力もあるし、成功もするが時間のプレッシャーにとらわれず、精神そのものがあらゆるものから解放されるのが特徴で、人生も仕事もエンジョイする。この姿勢が、常に神経と身体を抑圧から解放し、心臓に負担をかけない〟というわけである。したがってライフ・スタイルを変革することによってタイプAからタイプBへの移行に努力せよとしている。

問題はいかにして、タイプAからタイプBへ移行するかである。いまさら性格を変えられることができるのであろうか。そこで知っていただきたいことがある。よく、〝自律神経失調症〟という。これは交感神経と副交感神経のバランスが崩れていることを意味する。ところで運動は副交感神経を優位にする作用を有している。主に、消化器を司っている副交感神経を優位にするということは、循環器系を司っている交感神経を、抑制する作用を及ぼすことになる。言い換えれば、心臓をドキドキさせたり、血圧を押しあげたりすることを抑えることになる。それは、タイプAをタイプBに移行させることを意味する。なぜなら、タイプAとは交感神経が働き過ぎて、すぐにカリカリきたり、イライラしたりするからである。これを問診の形で示したのが表22である。

ちなみにいえば織田信長は典型的なタイプAと考えられる。タイプBは徳川家康である。どちらがいいか悪いかの問題ではなく、どちらが長生きするかの視点のみで捉えれば、間違いなくタイプBである。最も激職とみなされている政界のトップにしても、タイプAとタイプBは、はっきり分けることができ、タイプBの佐藤栄作は政権を長年に亘って維持したし、長命なのである。アメリカの大統領にしても然りである。トルーマンは朝一時間の散歩を欠かさなかったし、レーガンは執務室の横にトレーニング機器を置いていた。カーターは有名なランナーであったり、フォードはフットボールの著名な選手であった。現大統領のブッシュはジョギング愛好家である。このように運動することによって、激務や重責からくるストレスを回避してきたといえる。タイプBに近づけようとしたことになる。

情報化、機械化、国際化と現代社会は目まぐるしいほどに変化する。昨日までのものは、もうすでに古いものとなっている。今日の流行が明日の流行にはならない。それだけに現代人は多様なストレスを受けざるを得ない。避けようがないものがストレスとなっている。とすれば、ストレスを受けて立ち、勝負を挑むしかない。この際に大切なのがストレスに対する姿勢であり、それをみたのがタイプA、タイプBというわけである。

3　ストレスの対処法

ストレスが強くなった時にどう対処するか、それが問題である。表23に示したのは大統領体力・スポーツ審議会のストレス対処法である。この表から対処行動を次の一〇に分けることができる。

①コントロールを失う。

泣きじゃくる、やけ食いする等コントロールがきかなくなってしまう（1・2・3・9・15）

表23　ライフスタイルにおけるストレス対処法

頻度 / 項目	全くない	めったにない（6ヵ月に1回程度）	時々ある（1ヵ月に1回程度）	よくある（週1回以上）	常にある
1.自制が利かない(例：泣きじゃくる)	1	2	3	4	5
2.思考力が鈍い、感情に流される	1	2	3	4	5
3.からだが思うように動かない、身体的徴候があらわになる (i.e. 震える)	1	2	3	4	5
4.薬物使用	1	2	3	4	5
5.アルコール飲用	1	2	3	4	5
6.できる限りのことをしてストレス因子を回避する	1	2	3	4	5
7.ストレス因子を無視する、あるいは逃げ出す	1	2	3	4	5
8.感情を殺す(抑圧して表に出さない)	1	2	3	4	5
9.人につけ込まれるままにする、だまされるにまかせる	1	2	3	4	5
10.他者を傷つけたくないがために消極的であり続ける	1	2	3	4	5
11.ストレスの多い状況を「事態が危機に瀕する」まで延ばしのばしにする	1	2	3	4	5
12.テレビを見る	1	2	3	4	5
13.職業とは無関係の本を読む	1	2	3	4	5
14.趣味に時間を費す	1	2	3	4	5
15.やけ食いをする	1	2	3	4	5
16.音楽を聞く	1	2	3	4	5
17.状況にまともに立ち向かう	1	2	3	4	5
18.からだを動かすことをする(例:運動)	1	2	3	4	5
19.友人に助言を求める	1	2	3	4	5
20.月並みな気晴らしに没頭する	1	2	3	4	5
21.ヨガや太極拳、瞑想をする	1	2	3	4	5
22.肯定的に捉え自分に言い聞かせる (例：事態はうまくゆくだろう—わかりきってる)	1	2	3	4	5
23.空想・夢想にふける	1	2	3	4	5
24.自己催眠をかける	1	2	3	4	5
25.なんにもしない（なすがまま）	1	2	3	4	5
26.ストレス因子を自分でコントロールできないと感じる	1	2	3	4	5
27.最悪の事態が起こるのを予想する	1	2	3	4	5
28.自分の恐怖を直視し、立ち向かう	1	2	3	4	5
29.「うろたえるなんて馬鹿げてる、意味ないことだ」と言う	1	2	3	4	5
30.ストレス因子をコントロールする計画を実行する	1	2	3	4	5
31.日々の活動時間の中から自分の心理状態や全般的に良好な状態をより向上させる時間をつくり出す	1	2	3	4	5
32.現在の、あるいは将来の目標にとって重要でないような骨折り仕事は先へ延ばす	1	2	3	4	5
33.ストレスが過度にたまった時は医師の助けを求める	1	2	3	4	5

(Total Fitness. U. S. A を翻訳 ：青木 1990)

②悲観する
最悪の事態が起こるのではないかと考えたり、なにをやってもムダだと思う（26・27）
③楽観する
なんとかなるだろう、誰かが助けてくれると自分では何もしない（10・11・25）
④気を紛らわす
気をそらそうと、テレビ、読書、仕事、そうじ、音楽、趣味に没頭する（12・13・14・16）
⑤逃避する
ストレスから逃れようとしてアルコールや薬物に頼るようになる（4・5・6・7）
⑥感情を押さえる
とりあえずの対抗手段として感情を抑制する方法をとる（8）
⑦アクションを起こす
問題を実際的に捉え立ち向かう、自分を全面に出し解決しようとする（17・18・19・20）
⑧精神状態を変えようとする
空想、瞑想、自己催眠等の方法で自分の心のありようを変えようとする（24・23・24）
⑨予防する
ストレスの対処ではなく、過度のストレスを味わわないよう予防する（28・29・30・31・32）

⑩医師の診察を受ける（33）

さて、あなたの対処法はどれであろうか？

4　ストレスのない社会

ストレスの解消法は前出のごとくさまざまである。最新の日本のデータでは、男女いずれの年齢層も「睡眠や休息をする」が最も多くなっている。〝寝るより楽はなかりけり〟とうそぶき、さっさとベッドに入ってしまうわけである。次に多いのは若年層では、「スポーツをする」「ドライブ・旅行をする」であるが中高年層では「酒を飲む」が多くなる。女性の四〇歳未満は「雑談をする」「外食・買い物をする」が多く、四〇歳を越えると「テレビをみる（ラジオを聞く）」が多くなる。このように、性により年齢によりストレス解消法は異なってくる。避けたほうがよい対処法は〈コントロールを失う〉〈悲観する〉〈逃避する〉の三つである。これらの対処法は解決の仕方を自らも生みだそうとしていない。

〝イヤな奴がいると酒を飲んで早く寝て、夢の中で殺してしまう〟という解消法を持っている人がいたが、翌日に出社すれば、そのイヤな奴がいるのだから何も解決していないと同じことになる。夢の中に逃れてもダメなのである。

さて表24に示したのがストレスの原因を調査したものである。第一位は「職場の仕事量・質」である。なんといっても仕事が中心なのである。まず量、すなわち仕事時間であるがこの数年で統計上の労働時間は大きく減っている。週当り労働時間は四〇時間を切り、先進国並みとなっているが、「サービス残業」という無償の労働が提供されている。有給休暇も思うようにとれずサービス残業に追いまくられているのではストレスが溜まって当たり前である。この量に加えて「質」もストレスの原因になっている。いわゆる「テクノ・ストレス」で情報化のストレスに対応できないでいる。次いで多いのが人間関係である。どこの世界に行っても相性のあわない人がいるものである。ここで気がつくのは、対組織と対人間でほとんどが占められることである。したがってストレスは避け難いことになる。

〝ストレスはスパイスである〟とよくいう。スパイスが多くては食べられないし、少なすぎては味もそっけもなくなる。それゆえ、ストレスというスパイスを感受しても、その量と質を調節する能力を得ることが最も良い方法となる。調節する能力は何かといえば恒常性である。恒常性は適切な生活習慣、すなわちトータル・フィットネスによって得られる。多量のストレスがあれば、それを受け止め前向きの姿勢で打開してゆこうとする。

セリエ博士のいうように〝ストレスのない社会はない〟のだからストレスを避け、逃げようとするのではなく積極的に自らの力で解決してゆかなければならない。むしろ、ストレスがあるゆえに自分の人生が豊かになり、意欲的になれると思ったほうがよい。そして、ストレスがたまってきた

表24　仕事や職業生活での強い不安、悩み、ストレスの有無及び内容別労働者割合（%）

区分	労働者計	強い不安、悩み、ストレス有労働者	強い不安、悩み、ストレスの内容（3つ以内のM. A.） 仕事の質の問題	仕事の量の問題	仕事への適性の問題	職場の人間関係の問題	昇進、昇給の問題	配置転換の問題	転勤に伴う転居の問題	単身赴任の問題	雇用の安定性の問題	定年後の仕事、老後の問題	職場の喫煙の問題	その他
〈平成4年〉	100.0	57.3	(41.2)	(33.9)	(25.8)	(47.9)	(18.9)	(5.8)	(1.9)	(1.2)	(***)	(15.8)	(***)	(11.5)
平成9年	100.0	62.8	(33.5)	(33.3)	(22.8)	(46.2)	(19.8)	(7.5)	(1.7)	(1.3)	(13.1)	(17.3)	(3.9)	(10.4)
男性計	100.0	64.4	(37.4)	(35.3)	(23.2)	(40.6)	(22.7)	(8.0)	(2.4)	(2.0)	(13.7)	(20.9)	(2.7)	(10.1)
29歳以下	100.0	62.8	(37.5)	(33.1)	(35.1)	(39.8)	(29.5)	(9.9)	(1.0)	(0.3)	(10.1)	(4.7)	(2.2)	(12.5)
30～39歳	100.0	64.5	(41.1)	(39.8)	(25.1)	(39.9)	(22.4)	(9.8)	(4.4)	(1.7)	(15.8)	(9.7)	(2.5)	(11.5)
40～49歳	100.0	69.0	(37.6)	(37.8)	(19.6)	(43.8)	(23.4)	(8.2)	(2.6)	(3.0)	(15.4)	(25.1)	(2.4)	(9.7)
50～59歳	100.0	64.6	(34.4)	(30.9)	(16.9)	(37.0)	(16.7)	(4.8)	(1.1)	(2.7)	(12.5)	(42.7)	(3.5)	(7.0)
60歳以上	100.0	41.2	(22.3)	(18.3)	(7.8)	(44.8)	(14.2)	(2.1)	(0.0)	(0.1)	(9.7)	(29.3)	(4.1)	(5.9)
女性計	100.0	59.9	(26.1)	(29.5)	(22.1)	(56.9)	(14.2)	(6.4)	(0.5)	(0.1)	(12.1)	(10.5)	(6.4)	(11.1)
29歳以下	100.0	60.2	(27.7)	(25.8)	(36.0)	(54.1)	(14.2)	(7.1)	(0.2)	(0.0)	(6.6)	(1.6)	(7.4)	(14.5)
30～39歳	100.0	64.8	(26.7)	(34.2)	(17.3)	(59.1)	(13.6)	(7.4)	(1.0)	(0.3)	(14.0)	(8.8)	(7.4)	(13.0)
40～49歳	100.0	63.2	(27.4)	(31.2)	(13.2)	(56.5)	(17.6)	(6.3)	(0.8)	(0.1)	(19.4)	(13.4)	(3.5)	(8.7)
50～59歳	100.0	53.3	(19.6)	(29.1)	(14.1)	(61.5)	(10.4)	(4.4)	(　－)	(　－)	(10.4)	(26.3)	(7.6)	(5.8)
60歳以上	100.0	33.2	(24.5)	(30.5)	(1.8)	(51.5)	(5.1)	(1.1)	(　－)	(4.2)	(4.2)	(24.1)	(7.5)	(2.7)

（労働者の健康状況調査　1997年）

（注）　1）（　）内は「強い不安、悩み、ストレス有」を100とした割合。複数回答のため合計は100にならない。

2）表中***を付したものは平成4年調査で調査項目としていなかったものである。

と自覚したら、よい意味での〝道楽〟を行なうことによって気分転換を図ることである。セリエ博士はこうも書いている。

〝心が身体に与える健康も無視できない。汚れたボロを着て無精ヒゲをはやしていれば、ストレスにも病気にも弱い。だが、同じ男が、ヒゲを剃り、パリッと着こなせば、それだけで元気にストレスをはねのけられる。〟

II　酒

1　酒とは

酒とは、エチルアルコールを主成分とした嗜好品である。酒の強さを〝度〟で表しているが、酒税法によれば〝アルコール分とは摂氏一五度の時において原容量百分中に含有するエチルアルコールの容量をいう〟のであり、〝アルコール分を一度以上ふくんでいる飲料を酒類と呼ぶ〟と定めている。

酒の起源は古く、人類の原始時代にすでに醸造されていたという。特に強い酒のことをスピリット(spirit)というが、この意味は、たましいとか精神を指す。酒を飲むことによって、たましいを揺り動かし、精神を高揚させていた歴史の長いことが偲ばれる。それほど人類と酒のつきあいは古いことになる。

この酒でやっかいなのはアルコール中毒である。最悪はアルコール依存症で、これに遺伝が関係するかの検討が一世紀にわたって行なわれてきたが、結論は、遺伝ではないようである。その検討の中で判明したことが、もうひとつある。それはアルコール依存症のお母さんから生まれた子どもが、アルコールの禁断症状を示すということである。アルコールは血液中にも含まれてゆくので母親の胎盤を介してアルコール濃度の高い血液が胎児にも及ぶからだと説明されている。つけ加えるとアルコール依存症の母親から生まれる子どもは栄養の欠陥による発育不全ばかりだという。深酒がつづくと、他の栄養分を摂取しなくなるからである。

アルコールは他の食品と違う特異性がある。糖質を摂れば、必要以上のものはグリコーゲンとなり肝臓や筋肉に蓄えられたり、脂肪になって皮下に貯蔵される。脂肪を食べても必要以上は内臓や皮下に蓄えられる。たんぱく質は、糖質や脂肪の形になる。ところがアルコールは、その総てが酸化されてしまい、蓄えられることはない。

飲んだアルコールは、その量の五分の一が胃で、五分の四が腸から吸収される。吸収されるアルコールは血液によって全身の臓器、組織へと分配される。そして、尿からの排泄と代謝による破壊によって姿を消す。代謝の九〇％は肝臓で行なわれる。残りの一〇％は他の臓器（心臓、肺、腎臓等）である。肝臓での代謝は酢酸になり、再び血液によって全身に運ばれ、あらゆる臓器で酸化されるという。

では、何故に飲酒の翌日に、だるさや二日酔いが表れるのであろうか。最終的に酸化されれば、別に問題もないはずなのに。その理由はアルコールの薬理作用によると考えられている。神経系を介してといわれているが、アルコールが肝臓のグリコーゲン量と血糖値に影響を与えるわけである。すなわち飲酒の翌日には血糖値が正常値よりも低くなっているのである。一時的な低血糖症になっていることになる。「迎え酒」は、この低血糖値を酒を飲むことによってグリコーゲンを放出し、血糖値が上げさせ、こんどは一時的に上げようということになる。かくして深酒が始まってしまうわけである。

2　アルコール中毒のチェック

飲酒人口はおよそ六、〇〇〇万人と推計されている。国民の二人に一人は飲んでいることになり国民一人あたりにすると年間に五リットルの酒を飲んでいる。酒は〝百薬の長〟といわれるように、気分をさわやかにしたり、人とのコミュニケーションを豊かなものにしてくれる。〝祝酒〟〝はしご酒〟と何かにつけて飲む。酒は生活に欠くことのできない嗜好品となっている。

表25　久里浜式アルコール症スクリーニングテスト（KAST）

最近6ヵ月の間に次のようなことがありましたか	回答カテゴリー	点数
1 酒が原因で、大切な人（家族や友人）との人間関係にひびがはいったことがある	ある	3.7
	ない	−1.1
2 せめて今日だけは酒を飲むまいと思っても、つい飲んでしまうことが多い	あてはまる	3.2
	あてはまらない	−1.1
3 周囲の人（家族、友人、上役など）から大酒飲みと非難されたことがある	ある	2.3
	ない	−0.8
4 適量でやめようと思っても、つい酔いつぶれるまで飲んでしまう	あてはまる	2.2
	あてはまらない	−0.7
5 酒を飲んだ翌朝に、前夜のことをところどころ思い出せないことがしばしばある	あてはまる	2.1
	あてはまらない	−0.7
6 休日には、ほとんどいつも朝から酒を飲む	あてはまる	1.7
	あてはまらない	−0.4
7 2日酔いで仕事を休んだり、大事な約束を守らなかったりしたことがときどきある	あてはまる	1.5
	あてはまらない	−0.5
8 糖尿病、肝臓病、または心臓病と診断されたり、その治療を受けたことがある	ある	1.2
	ない	−0.2
9 酒がきれたときに、汗が出たり、手がふるえたり、いらいらや不眠など苦しいことがある	ある	0.8
	ない	−0.2
10 商売や仕事上の必要で飲む	よくある	0.7
	ときどきある	0
	めったにない・ない	−0.2
11 酒を飲まないと寝つけないことが多い	あてはまる	0.7
	あてはまらない	−0.1
12 ほとんど毎日3合以上の晩しゃく（ウイスキーなら¼本以上、ビールなら大びん3本以上）をしている	あてはまる	0.6
	あてはまらない	−0.1
13 酒の上の失敗で警察のやっかいになったことがある	ある	0.5
	ない	0
14 酔うといつも怒りっぽくなる	あてはまる	0.1
	あてはまらない	0

判定方法

総合点	判定（グループ名）
2点以上	きわめて問題多い（重篤問題飯酒群）
2～0点	問題あり（問題飲酒群）
0～（−5）点	まあまあ正常（問題飲酒予備群）
（−5）点以下	まったく正常（正常飲酒群）

だが、その一方でアル中患者は五〇万人、予備軍は二〇〇万人と推計されているように健康を害する嗜好品でもある。日本医師会のドンといわれた故　武見太郎博士は〝二一世紀の国民病は肝硬変である〟との本を書いている。ストレス社会がすすみ、麻薬や覚せい剤に厳しいわが国にあって酒が解消法として広く用いられるようになり、やがて肝臓を破壊するであろうと予測したわけである。

確かにそうで、近年では〝キッチン・ドリンカー〟という言葉さえ生まれ、飲酒人口は拡大の一途を辿っている。中学生や高校生までが飲酒するようになってきてもいる。これだけに「適性飲酒」が強く望まれる。

表25は「久里浜式アルコール症スクリーニング・テスト（KAST）」でアルコールの専門病院である国立久里浜病院が日本文化を考慮したうえで作成したアル中の自己診断法である。二点以上は重篤問題飲酒群であり、医師による精密な診断がすすめられる。この方法で実施された調査によると、重篤問題飲酒群が四％、問題飲酒群が二％、問題飲酒予備軍が一五％、正常飲酒群は七九％となっている。

さて、あなたは？

3　酒と病気

酒による健康障害はいくつかある。多くの人が経験するのは〝悪酔い〟〝二日酔い〟である。これらは、アルコール量が多くなるために脱水、アセトアルデヒドの処理障害、低血糖といったことが相互に作用することによって起きる。予防法は次の四つである。

●飲む前に油っこいものを食べ、牛乳を飲んでおくこと。

●調子の悪い時には飲まない。どうしても飲まなければならない場合は少量に留める。

●チャンポンは止める。いろいろな酒を飲むことによって、どのくらい飲んだのか分からなくなってしまう。

●自分の酒量を知ること。ほろ酔い加減になった時の量が適量である。

ところが問題は酒による病気あるいは死である。図28に示したのは、飲酒による弊害を示したものである。これらの疾病を防ぐためには、アルコールが体内で、どう代謝するかを知ることである。それを以下に記す。

①アルコールを飲むときわめて早く胃腸から吸収され、血液に入って数分のうちに全身にしみわたる。

②血液に入ったアルコールは当然のごとく脳にもしみわたる。量を越えると脳のコントロール装置

少量では害がありませんが飲みすぎが数年間つづくと次の様な障害をひきおこします。

※急に大量飲酒すると急性アルコール中毒で死亡することがあります。
※妊婦が妊娠初期に飲酒すると奇形の出現する可能性があります。

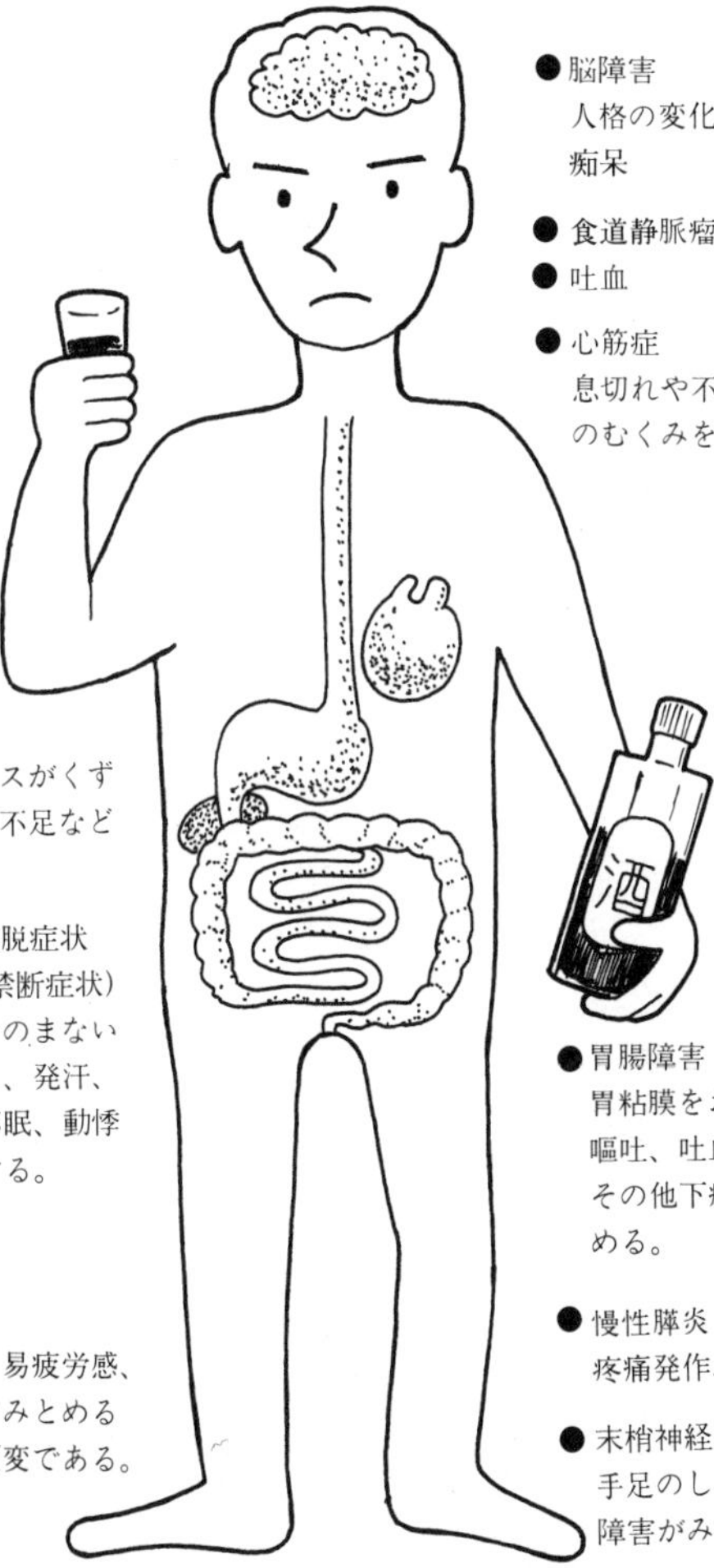
人格の変化、意識障害、痴呆
● 食道静脈瘤（吐血）
息切れや不整脈、手足のむくみをみとめる。
● 低栄養状態
栄養のバランスがくずれ、ビタミン不足などをまねく。
● アルコール離脱症状（禁断症状）
アルコールをのまないと手のふるえ、発汗、イライラ、不眠、動悸などが出現する。
胃粘膜をおかして腹痛、嘔吐、吐血をおこす。その他下痢症状をみとめる。
● 肝障害
全身倦怠感、易疲労感、黄疸、腹水をみとめる終末像は肝硬変である。
疼痛発作、をみとめる。
手足のしびれ感や運動障害がみられる。

図28　アルコールの心身に及ぼす害（アルコール協会）

を麻痺させ、最悪の場合はアルコール中毒症となる。

③全身にしみわたったアルコールは主に肝臓で分解される。一時間につき約七gずつ分解される。

アルコールが完全に分解されるのにビール一本で実に三時間かかる。ビール一本に含まれるアルコール濃度は三〜五％である。だが、ウイスキー、ブランデー、ジン、焼酎では平均して四〇％である。ビールの約一〇倍となる。それだけにアルコール濃度の強い酒を飲む時は要注意である。

4　酒の上手な飲み方

いくら酒を飲んでも平気な人もいるし、奈良漬け一切れで赤くなってしまう人もいる。それだけ飲酒には個人差がある。表26に示したのはアルコールの血中濃度、酒量、酔った状態を示したものである。大事なことは、せめてほろ酔いの時に切りあげることである。問題は、その酔い加減が自覚しにくいことである。そこで簡単な酔い加減チェックリストをあげておく。自分でダメなら、第三者にチェックしてもらうとよい。

最も悪い酒の飲み方は〝孤独酒〟、〝不安酒〟、〝欲求不満酒〟、〝抑圧からの解放酒〟等である。こうした飲み方はストレスとの相乗作用によって深酒となる。そしてアル中への道を突走ることになる。いつの間にか、自分で自分のグラスに酒をついでいることになる。吉幾造の歌にある「一人酒」が最も危険である。現実逃避的な飲み方となるからである。

表26　アルコール血中濃度(%)と酔態（アルコール協会）

	血中濃度(%)	酒　　量	酔　い　の　状　態
爽快期	0.02 〜 0.04	日本酒（〜1合） ビール（〜大ビン1本） ウイスキー（〜シングル2杯）	●気分がさわやか ●皮膚が赤くなる ●陽気になる ●判断力がややにぶる 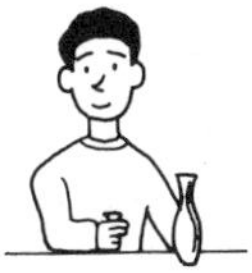
ほろ酔い初期	0.05 〜 0.10	日本酒(1合〜2合) ビール（1〜2本） ウイスキーシングル(2〜5杯)	●ほろ酔い気分 ●手の動きが活発になる ●抑制がとれる ●体温上昇、脈が早くなる 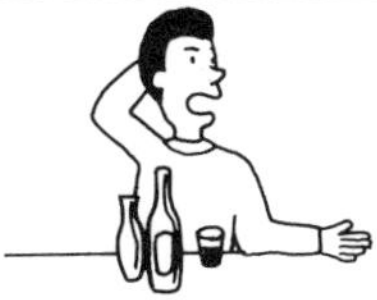
ほろ酔い極期	0.11 〜 0.15	日本酒（3合） ビール（3本） ウイスキー（6〜7杯）	●気が大きくなる ●大声でがなりたてる ●怒りっぽくなる ●立てばふらつく 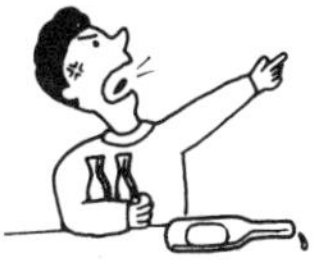

ここで切り上げる。これより酔うとトラブルを起しやすいのです。

酩酊期	0.16 〜 0.30	日本酒（5合） ビール（5〜7本） ウイスキー（ダブル5杯）	●千鳥足 ●何度も同じことをくり返ししゃべる ●呼吸が速くなる ●嘔気・嘔吐 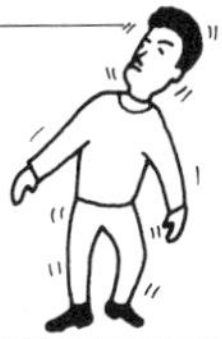
泥酔期	0.31 〜 0.40	日本酒(7合〜1升) ビール（8〜10本） ボトル（1本）	●まともに立てない ●意識混濁 ●言語も支離滅裂 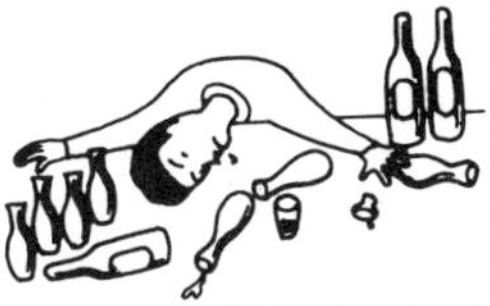
昏睡期	0.41 〜 0.50	日本酒（1升以上） ウイスキー（1本以上）	●ゆりうごかしてもおきない ●大小便はたれ流し ●呼吸はゆっくりと深い ●死亡 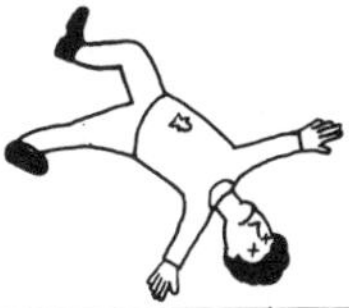

表に示したチェック・リストの結果はどうであろうか？　千鳥足、まともに立てない、はき気、嘔吐、何をしゃべっているのか自分では分からない状態は決して好ましくない。避けたほうが賢明である。では、以下に酒の上手な飲み方を示すことにしよう。

●楽しく飲む
●一人酒は慎む
●ゆっくり飲む
●食べてから飲む
●週に二回、飲まない日をつくる
●薬と一緒に飲まない
●夜中の一二時までには切りあげる
●強い酒は薄めて飲む
●無理に酒を人にすすめない

酒は飲みつづけていると強くなってゆく。肝臓でのアルコール処理能力が増し、血中アルコール濃度に対する脳細胞の感受性が低下することによる。しかし、それに、おぼれてしまうと先に示したさまざまな健康障害を引き起こすことになる。上手な酒の飲み方を早く身につけることである。

III　睡眠

1　睡眠とは

ナポレオンは、真夜中と明け方に二時間ずつ寝たといわれている。一日に四時間しか眠らなかったことになるが、馬上や会議中にウトウトしていたと伝えられている。だから短眠者ではなかったというわけである。だが、世の中には本当の短眠者がいる。オーストラリア、イギリス、フランス等で数名が確認されているようであるが、それらの人の睡眠量は平均すると一日当たり一時間弱であったという。なかには二週間で合計一〇一分、一日に八・四分しか眠らなかった記録が残されている。それでも元気で生活を送っていたそうである。

よくも、こんな短い時間でと思うが、全く眠っていない断眠の記録も残っている。最長は二六四時間一二分でアメリカの一七歳の男子高校生が記録している。ギネスブックに記載されている。この高校生は、記録達成後にコンコンと眠りつづけたが一四時間四〇分後には目ざめている。

一方、アインシュタインは一〇時間も寝ていたと伝えられている。相対性理論を構築した天才である。怠眠をむさぼるというが、アインシュタインは怠眠していたのではなく、横にはなっていたが頭のほうは働かせていた。では怠眠をむさぼるとどうなるか。アメリカで行なわれた実験では九時間三〇分から一四時間三〇分寝ていた一六人の全員が通常の時と比べると作業能力や注意力のテストの成績が全部落ちてしまった。長く眠ればよいというわけではなさそうである。

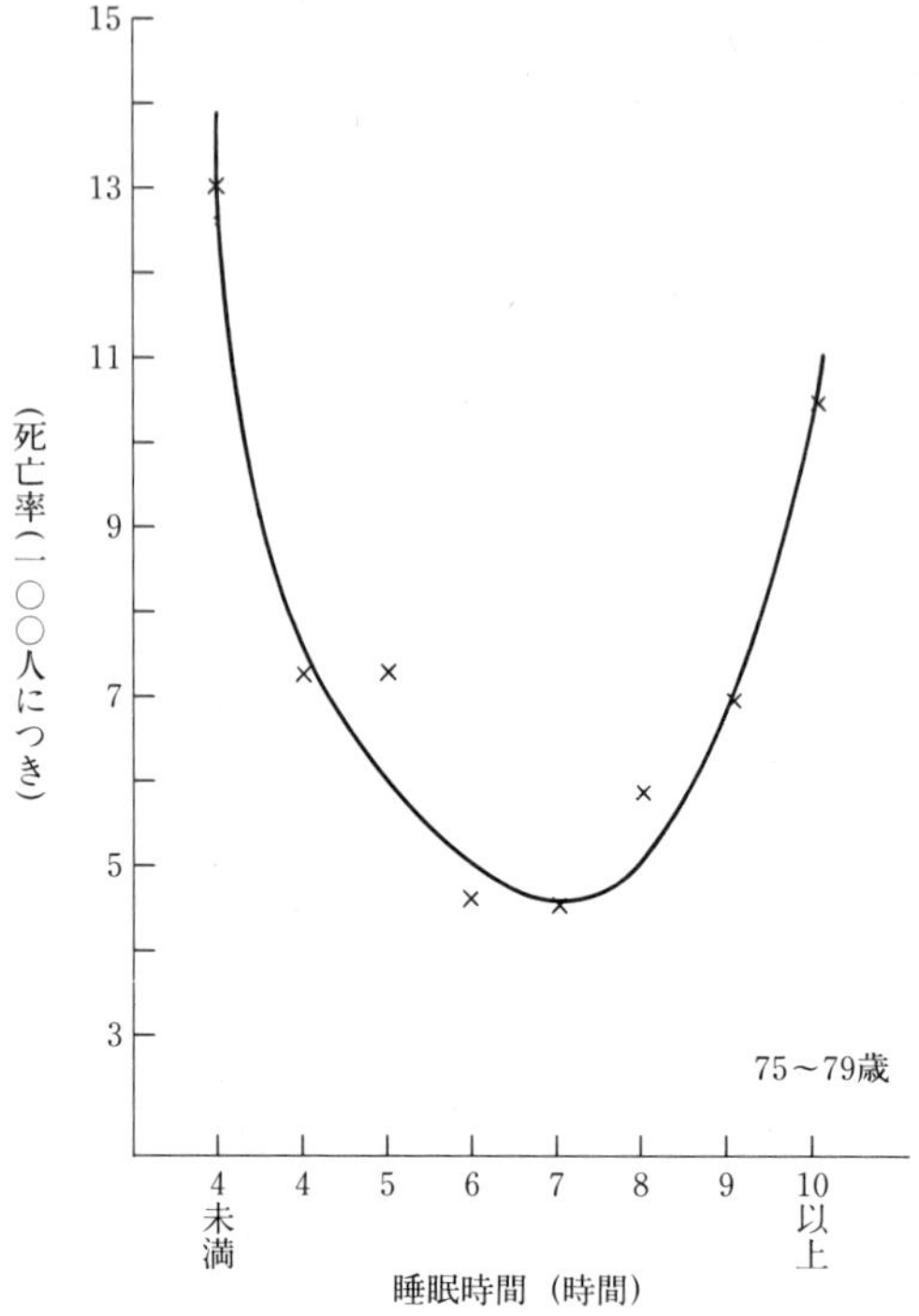

図29　睡眠時間と死亡率（Hammond、1964）

では、一体どのくらい眠ればよいのか。図29に示したのは有名なハモンドの調査結果による睡眠時間と寿命の関係であるが、六〜八時間のところが長命となっていて、短くても長くても短命になっている。しかし、これはあくまでも目安に過ぎない。睡眠時間は年齢によって変わるし、個人差も大きい。要は〝よく眠れた〟

かどうかである。

さて、この睡眠に関して興味ある実験が一九六二年に西ドイツで行なわれている。穴ぐらを掘り快適な生活環境を整えた部屋の中で好きな生活を送らせたのである。外部から遮断され昼夜の別がない世界で人間はどう暮らすかという実験である。九名の人が八日間から一九日間の生活を送ったが興味ある事実が見つかったのである。それは例外なく、全員のリズムが一日二四時間よりズレて、一日を二四・五〜二五時間で刻んでいたのである。地球の自転の周期二四時間より三〇分から一時間長かったのである。社会時計と体内時計とのズレである。

このことから、睡眠は長い人類の歴史の中でプログラミングされてきたという説が浮上してきている。したがって睡眠は内部と外部の環境に対する適応行動として捉えられつつある。内部環境への適応としてまず考えられるのはエネルギーを節約することである。また睡眠中にさまざまなホルモン（睡眠物質）が分泌されることも確認されている。睡眠中に脳下垂体から成長ホルモンが分泌されていることを日本人が証明している。このような生理機能の調整をするのに睡眠が適しているわけである。

外部環境への適応行動とは、暗さ、敵、雨や風等外部から受けるストレスへの対策である。視覚にしか頼ることのない古代人にとって闇の恐怖を避けるには、安全な場所で温かくして、ジッとしていて筋肉を働かせないこと、すなわち睡眠が必要だったのであろう。

2 睡眠のしくみ

表27に示したのは一九六八年につくられた睡眠の国際基準である。大別すると睡眠にはノンレム睡眠とレム睡眠の二つがある。それぞれの睡眠時に表れる波形を示しておいた。図30に示したのが睡眠の周期である。まず、浅いノンレム睡眠が起きる。段階1と2である。段階1では夢かうつつかの状態で一分半ないし七分ぐらいつづく。段階2は、まさに眠っている状態でスヤスヤと寝息をたてていると表現されている。継続時間は一〇分前後。このあとに段階3と段階4の、いわゆる熟睡に入る。寝首をかかれるのはこの時期といえる。これが数十分つづく。

第一周期のノンレム睡眠が終わると、覚醒時のような脳波を示すと共に、眼球が瞼の下でキョロキョロと動いたり、手足がピクピクと動く睡眠の状態となる。これがレム睡眠である。レムとは、この眼球が急速に動くの意の英語、すなわちRapid Eye Movementの頭文字をとってREM(レム)と称しているわけである。入眠後七〇~九〇分で最初のレム睡眠が表れるが、これは五分程で終わり、再びノンレム睡眠に入る。しかも段階2となり、段階3、4までいくこともあるし、ないこともある。こうして第2回目のレム睡眠に入る。入眠から約三時間後ということになる。今度のレム睡眠は少し長くなり一五分前後つづく。そしてノンレムに入る。この時には段階3、4はまずなく、浅い眠りとなる。次のレムは長くなり、再びノンレム、レムとつづき、成人では六~九時間の睡眠

表27　脳波による人間の睡眠段階の分類

段階	特徴的な脳波	状態		
0	低振幅速波（ベータ波）〔興奮時〕 アルファ波〔安静閉眼時〕	覚醒		
1	シータ波　低振幅複合波	あさいノンレム睡眠（紡錘波睡眠）	ノンレム睡眠（静睡眠 徐波睡眠）	睡眠
2	紡錘波　K複合波	あさいノンレム睡眠（紡錘波睡眠）	ノンレム睡眠（静睡眠 徐波睡眠）	睡眠
3	高振幅徐波）〔記録の50パーセント未満〕	ふかいノンレム睡眠（ヒト徐波　デルタ睡眠）	ノンレム睡眠（静睡眠 徐波睡眠）	睡眠
4	高振幅徐波（デルタ波）〔記録の50パーセント以上〕	ふかいノンレム睡眠（ヒト徐波　デルタ睡眠）	ノンレム睡眠（静睡眠 徐波睡眠）	睡眠
レム	低振幅速波　PGO波	レム睡眠（動睡眠 逆説睡眠）		睡眠

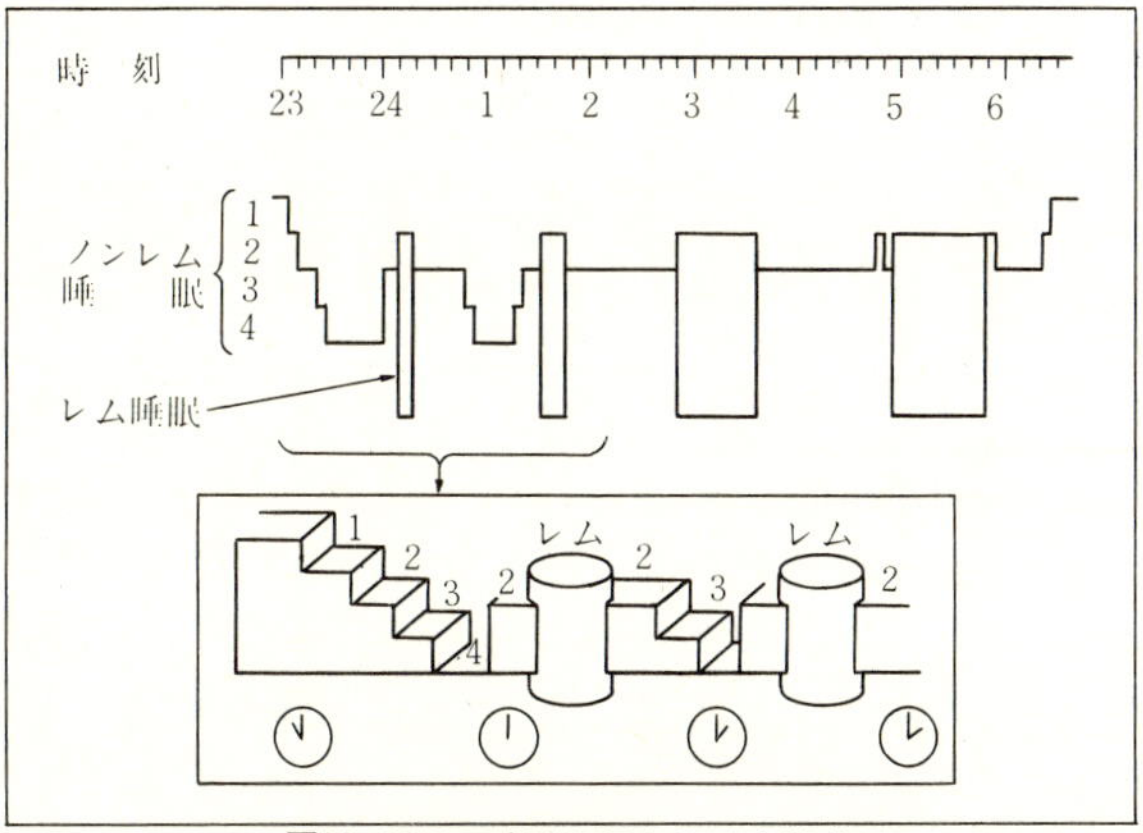

図30　睡眠の時間経過をしめす模式図

ノンレム睡眠とレム睡眠との周期的な変化と、睡眠段階の内容の変化に注意してほしい（ボルベイ「眠りの謎」どうぶつ社　1985年）

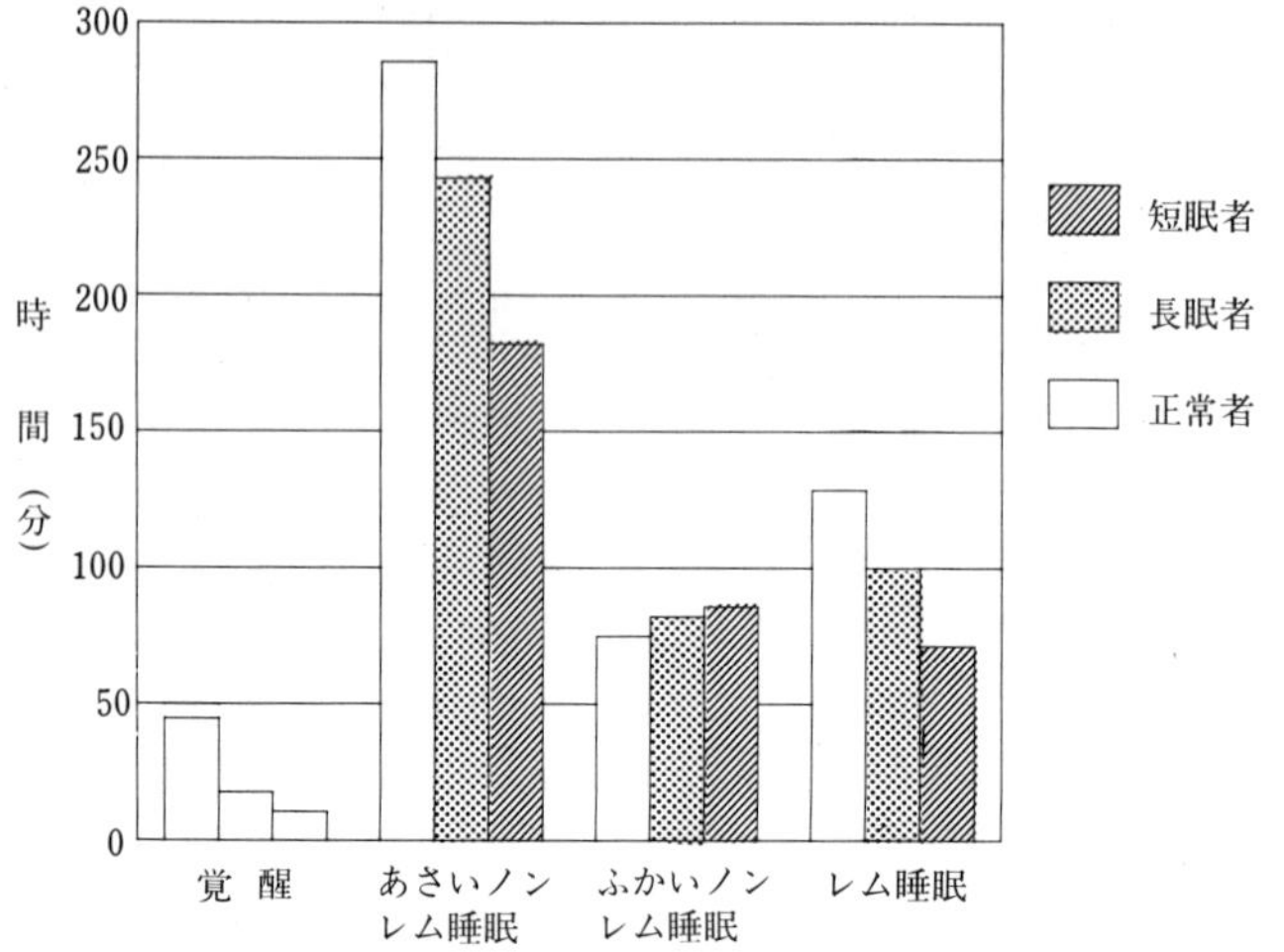

図31　睡眠の長短と睡眠内容（前掲書）

中に四〜六回の睡眠周期を繰り返していることになる。後期のレム睡眠のときには記憶には残らない程度の覚醒状態が断続的に観察されているので、そろそろ起きる準備をしていることになる。こうして浅いノンレム期を経て覚醒に至る。

図31に示したのは短眠者、長眠者、正常者の睡眠中における、ノンレム、レム睡眠の時間を示したものである。注目したいのは深いノンレム睡眠の時間が睡眠時間の長短にかかわらず、ほぼ一定だということである。そしてまた短眠者が深いノンレム睡眠の一番長いことである。睡眠時間が短くても熟睡で補っているわけである。それではノンレム睡眠がなくてもいいかというと、そうでもないようである。なぜならレム睡眠を大幅に減らして

しまうと「はねかえり現象が起きるから」である。ウトウトするのが、その代表である。赤ん坊の睡眠時間の七〇～八〇%はレム睡眠である。なんらかの重要な役割をレム睡眠が果たしていることが推察される。

ウシは眠りながら反芻するし、イルカやカメは左右の脳を交互に眠らせるという。フラミンゴは片足立ちし頭を温かい翼の中に入れて眠るという。馬や鹿のような草食動物は一日の三分の一くらいは、こきざみのウトウトの睡眠だと報告されている。このように、生きとし生きる物は固有の睡眠法を獲得してきたといえる。その意味では人間の睡眠は、これから進化する可能性がないとはいえない。

3　睡眠と病気

睡眠障害は、それがただちに生命に影響を与えるのではない。しかし、一日中悩まされる状態がつづくとなると、これは仕事やレジャーどころではなくなってくる。睡眠障害は現在のところ、次の四つに大別されている。

①不眠症——最も一般的なものであるが、次の四つがある。第一は入眠障害で、寝入るのが困難な症状。第二は中途覚醒で夜中に目が覚めてしまうことが多い。第三は熟眠障害で、ぐっすり眠れない症状。第四が早朝覚醒で朝に目覚めるのが早い症状。

表28　不眠の原因による分類

・環境因性：騒音、気温、採光など
・身体因性（身体症状性）：痛み、かゆみ、発熱、呼吸困難、高血圧など
・脳器質障害性：脳出血、脳軟化症、脳動脈硬化症など
・精神病性：精神分裂病、躁うつ病
・神経症性（心因性）
・神経質性：不眠の恐怖症
・老人性：多相性睡眠型
・薬剤禁断性
・本態性：原因不明

入眠障害は三〇分以内に入眠できない場合をいうが頻発すると問題になる。中途覚醒は、記憶に残る覚醒が五回以上あり、その時間量が三〇分以上をいう。通常でも覚醒は五～二〇回起こるが一五秒以内なので記憶に残らない。しかし覚醒が長いと覚えているので一晩中眠れなかったように感じる。ノンレム、レムの両方の睡眠が十分でないので熟睡感がなかったり早朝に目ざめてしまうのを指す。これらの不眠症については表28に示した原因があるので病質的なものの場合は医師に相談し治療することが先決となる。うつ症の場合は断眠を随伴することが多いといわれるが、多くの人のいう不眠は一過性のものが多い。快眠の工夫を自分ですることである（次項参照）。

②過眠症――睡眠時無呼吸症とナルコレプーシの二つがある。前者は睡眠中に呼吸が止まって無呼吸になり、苦しくなって覚醒する。これが繰り返されるので熟睡できず、昼間に眠たくなる。肥満者に多い。人は横向きになって寝るが、肥満の人は首の周りに脂肪がついているので気道が狭くなってしまう。その狭くなっ

た気道に重力により舌が下がり気道を塞いでしまう。肥満の弊害についてはすでに記したが睡眠にまで問題を起こすのである。

ナルコレプーシは遺伝性で突如として睡眠発作が起こる。会議中であったり、自転車に乗っている最中だったりする。ときには、脱力状態となり、その場にくずれ落ちてしまうこともある。覚醒効果のある薬を飲むことや昼間に寝ることがすすめられている。

③睡眠と覚醒のリズムに生じた障害――慢性の時差ぼけである。日周リズムという社会時計に関係なく、体内時計が勝手に時を刻んでしまうので社会に同調できないことになる。時計の針は正午をさしているのに本人はまだ午前九時という感じである。薬物療法もあるが、時間療法もある。これは一定時間、就眠時刻をズラしていって何日かで日周リズムに合わせるわけである。自閉症や登校拒否との相関性が強いのではないかといわれている。

④睡眠随伴症――睡眠中に起きる特異な現象。いびき、歯ぎしり、寝言などもあるが、夜尿症、夢遊症、夜驚症といったやっかいなもの、さらには夜間狭心症、睡眠中の血圧低下、心臓の停止（一〇秒ほど）といった循環器系の疾患も多い。また最近では、潰瘍は夜つくられるといわれている。

いびきは、気道を空気が通るときに軟口蓋を振動させるからである。気道が狭くなったり、筋緊張が過度にゆるむと多くなる。肥満者やアルコール常用者に多いのもうなずける。ひどい場合は睡眠時無呼吸症になるので注意が必要。歯ぎしりも、ひどい場合は犬歯をすり減らしてしまうこともある。まくらを両膝の下に置いて膝を楽にするといいようである。その他の疾患については専門医に相談するべきだろう。

4 快眠の工夫

快眠とは経験上でも分かることだが、決して睡眠時間の長いことではない。仕事が充実し、目的を達成するのが確実になった時などは短い睡眠時間でも活動的である。したがって、快眠とは質のよい睡眠をとること、換言すれば〝眠った！〟という実感があり、朝起きた時に〝今日もやるゾ！〟という気概が自然に湧き出てくれば快眠を得たことになる。

快眠をそこなう疾病についてはすでに示したが、不眠の原因がそうした疾病であることが分かっていれば、それを治療することが快眠への第一歩となる。現代人が快眠を得られない多くの原因は機械化社会、情報化社会、国際化社会という現代社会がつくり出すストレスだといえよう。だからこそ人は快眠を得たいと願う。快眠によってストレスを忘れたいが故である。だが眠れない。快眠を得たいが眠れないという二律背反に現代人は落ち込んでしまった。しかも周期リズムがかつてのように太陽と共にというわけではなくなっている。深夜であっても、こうこうと明るい場所はどこにでもある。社会時計は昼や夜の区別がなくなってきている。それに体内時計を合わせろといっても無理な注文である。

快眠の基本は規則正しい生活であるといわれる。確かにその通りなのであるが三勤交代などのように規則正しい生活を送れない職業が増えている。昼夜逆転なら、それなりに原則的な生活を送れるが就業時間が朝になったり、夕方になったり、夜になったりでは手のうちようがない。

したがって現代社会にマッチした快眠とは、もっと個性的でもよいのではないか。他人はどうであれ、自分が快眠だと思える方法を自分で見出すことである。すでに紹介したように一日に一時間の睡眠でも元気で暮らしている人がいる。

そこで快眠の第一条件であるが、少々眠れなかったといって気にしないことである。一晩や二晩眠らないでも問題のないことを断眠実験が証明している。昨夜は、眠れなかったので家にかえってすぐに一眠りとか、夕食後に一眠りなどが再び不眠を招く。その意味では規則性が大切である。平常勤務であるなら就寝時間と起床時間をはっきり決めておくことである。昼夜逆転の場合も同様である。三勤交代にしても、この当番の時には、どういうパターンで眠るかを明確にしておくことである。

第二の条件は安心感のある睡眠環境をつくることである。音、暑さ、寒さ、明るさ、湿度、フトンの重さ、やわらかさ、枕の高さ等々である。羊を一匹、二匹と数えるよりは、自分がどんな状況の時によく眠れたかを思い起こし、それに近い環境をつくり出すことである。糸川英夫博士は、自分専用の枕をどこにでも持ち歩いていたという。こうすれば熟睡できるという条件を自分でつくり出すことである。

第三の条件は入眠に適さない状況をできる限り排除することである。はっきりしていることは心身を興奮させないことである。激しい運動をしたり、激論をたたかわせたり、根をつめて本を読んだりしてはいけない。運動は軽度であれば快眠を招く。セックスのあとすぐ眠れるという話しを聞くが、心地よい疲労と安心感（愛する人を抱いた）の故であろう。

科学技術の発展は寝具にまで及び、超伝導を利用して快眠を誘う振動ベッド、遠赤外線を利用して寝床温度を保つセラミック入りのフトン、新鮮な酸素を発生させる装置、太陽と同じスペクトルの電灯等々が開発されている。これらは、ある一部分に着目したものなので万人に効果があるわけではないが、試してもよいだろう。いずれにせよ、睡眠というのは個人的なものである。人類の歴史に加えて、四〇年、五〇年という自分史があっての睡眠である。試行錯誤の中で自分にあった熟睡法を身につけたいものである。

III　健康習慣

1　タバコ

健康の敵として、これほど非難を浴びているのはかつてないと思われるのが〝タバコ〟である。日本でも国内線の飛行機は全て禁煙であるし、世界のどこでも禁煙のマークをつけた所が年を追って増えている。ホームですら禁煙になっている駅もある。スモーカーにとってはかつてないほど居心地の悪い世の中になってきたようである。

さて、タバコの歴史は比較的新しく我が国にはポルトガルの宣教師や船員によって天正年間（一五〇〇年代の後半）に持ち込まれたとされている。よくコロンブスの持ち帰ったのは新大陸の発見もさることながらタバコと梅毒といわれている。一四九二年一〇月にコロンブスらはメキシコ湾のサン・サルバドル島で原住民から乾燥したタバコ葉を献上されたという。その約一〇〇年後にタバコは極東の国日本に上陸したことになる。それから四〇〇年後の現在、タバコは目の敵にされつつある。

目の敵にされるにはそれなりの理由がある。タバコに含まれる有害物質であるが、ニコチン、タール、一酸化炭素がワースト・スリーとなる。まずニコチンであるが、生命破壊の薬物である。あの青酸カリの毒性よりも三〜五倍も強力だから、その猛毒ぶりが知れよう。喫煙者ですら、目覚めの一服でフラッとするのは、このニコチンのためである。だが、タバコを喫って自殺はできない。ニコチンの経口致死量は五〇〜六〇mgとされているが、喫煙ではせいぜい三mgだからである。ニコチンは毒性と共に吸収の早いことでも知られている。一服して三〇秒後には血中ニコチン濃度の上昇が証明されている。体内に吸収されたニコチンは酵素の働きによってコチニンになり解毒されるが、半減するまで四〇分前後の時間がかかる。始末に悪いのは、完全に解毒されることなく、母乳や羊水にも現れることである。

一酸化炭素も毒性を有している。タバコの主流煙に含まれる一酸化炭素の濃度はおよそ四〇、〇〇〇PPMだといわれている。自動車の排気ガスが二〇、〇〇〇〜六〇、〇〇〇PPMだから相当の濃度である。喫煙後、肺での一酸化炭素濃度は三〇〇〜四〇〇PPMと薄くなるので急性中毒を起こすことはないが、有毒ガスであることに変わりはない。近年、注目されているのが赤血球に含まれているヘモグロビンと一酸化炭素の結合度である。通常であれば、肺胞毛細血管を流れる血液中のヘモグロビンと酸素が結合し、体内の隅々にまで酸素が運ばれる。しかし、タバコを喫うと一酸化炭素が酸素を先取りする形でヘモグロビンと結合してしまう。およそ二〇〇〜二五〇倍の強力さ

表29　血中CO-Hb濃度上昇に対する急性の生体反応

%CO-Hb	健康成人	心疾患患者
0.3～0.7	正　常	正　常
1～5	血流増加	酸素欠乏感を感じうる
2～9	運動耐容量減少	より少ない運動で胸痛
16～20	頭痛、視力低下	重篤な心障害のある患者では死亡することもある
20～30	動悸、頭痛、嘔気、手先の器用さの減退	
30～40	激しい頭痛、嘔気、嘔吐	
50	昏　睡	
67～70	死　亡	

(Stewart, R.D.：Scand. J. Resp. Dis., Suppl. No. 91:56, 1974)

(たばこの健康学：大修館書店)

だとされている。したがって酸欠状態で血液の循環をしているのが喫煙者ということになる。表29に示したように血中の一酸化炭素濃度が増せば健常者ですら異常をきたす。

タールは多数の発癌性物質を含んでいることによって悪者扱いされることになる。非喫煙者と喫煙者の癌による死亡率を比較すると次のようになる（平山博士）。口腔咽頭四・五、食道二・〇八、胃一・四七、肝臓一・六五、脾臓一・四九、喉頭二〇・三三、肺四・一三倍等々である。

「喫煙指数」というのをご存知であろうか。喫煙年数（t）に、一日当たりの喫煙本数（x）を掛けた数値である。三〇年間、一日四〇本であれば一二〇〇となるが、この一二〇〇前後になると癌による死が近いとされている。ヘビースモーカーよ、ご注意！ということになる。最後に一言、タバコの火の消し忘れによる火災は年間約六三〇〇件、火災の原因の第二位となっている。

2 性

2^2、3^2、4^2、5^2、6^2。この数字の意味するところは何か？　ヒントは『養生訓』の次の文章である。〃人、生二十の者は四日に一たび泄す。三十の者は八日に一たび泄す。五十の者は二十日に一たび泄す。六十の者は精をとぢてもらさず。もし体力さかんならば、一月に一たび泄す。〃セックスの年齢別回数である。　2^2とは二〇代の人は二の二乗で四日に一回、　3^2は三〇代は三の二乗で九日に一回……というわけで貝原益軒は六〇代ではもらすな、すなわち射精するなといっているが　6^2だと六〇代は三六日に一回ということになる。

表30に示したのは詳しい調査であるが老人の性に関するものである。男だけの調査であるが、八〇代にしても挿入射精が可能だとする率が二九・二％と高い。「性人伝」によると明治三八年生まれの大阪にある鉄鋼会社の社長さんは次のように述べている。「ワイは、ほんま、いまでもおなごと一週間に二回以上やらんと、なんや生きてる気がせんのや。おなご抱いたら、血の中の精の虫が動きよって、病気にならん。さらにやりとうなりま。休んだら、体がボロボロになりまっせ。つづけな、あかん。つづけな、早よ、呆けるで。」

アメリカの応用心理学者スティーブ博士は〃性生活は心臓によい。カギはホルモンでホルモンが

表30　男の年寄りの性的能力

	総数		60～64		65～69		70～74		75～79		80歳～	
	実数	割合	実数	割合	実数	割合	実数	割合	実数	割合	実数	割合
1.ぼっき	216	100.1	22	100.0	60	100.0	67	100.0	38	100.0	29	100.0
する	139	64.4	19	86.4	43	71.7	43	64.2	22	57.9	12	41.4
しない	77	35.6	3	13.6	17	28.3	24	35.8	16	42.1	17	58.6
2.挿入射精	174	100.0	19	100.0	55	100.0	46	100.0	30	100.0	24	100.0
どちらも可能	91	52.3	14	33.7	38	69.1	19	41.3	13	43.3	7	29.2
挿入可能	13	7.5	2	10.5	4	7.3	6	13.0	1	3.3	—	—
射精可能	11	6.3	—	—	2	3.6	4	8.7	3	10.0	2	8.3
どちらも不可能	59	33.9	3	15.8	11	20.0	17	37.0	13	43.3	15	62.5

(注) 1.“ぼっき”と“挿入射精”では総数がちがう。2.長倉功氏の論文より引用。
(21世紀の健康学：大修館書店)

活発に造られれば若返りの方向に向かい、長寿を保てる。そのホルモンを増す自然の法則は規則的な性の営みをもつことであり、これを保つにはバランスのある食事が大事になる〟と記している。ナブラチロワの栄養アドバイザーとして著名な栄養学者、ロバート・ハース氏は〝セックス時とスポーツ時の体の反応の仕方は良く似ている。ということはどちらも体のフィットネスのためにいいということだ〟と断言している。

性行為は、本来はセカンド・ジェネレーションをつくる意味を有している。だから生殖器という。しかし、人間は、これを快楽追求の道具としてきた。最も古い商売は〝売春〟だといわれるくらいだから、その歴史は長い。

バーナード・ショウは次のように記している。〝性的な見方をすれば、自然がその最高の完成を永久に保存せんがために工夫したものがすなわち女である。女は進化の道程の遠い昔において、女というひとつの性で造るよりも、さら

にいいものを造りだすために男を発明し、性を分化し、男を造りだしたのだということを本能的に知っている。〃

フロムによれば、男は女に対して潜在的劣等意識をもっているという。その理由は性行為に対して、もし、ぼっきしなかったらという意識があるからだそうである。確かにそうで、ぼっき不能は男にとっては致命的欠陥となる。大岡越前守の話ではないが、女は〃灰になるまで〃可能だとされている。この男女差はいかんともし難いが、ともあれ性行為に対する欲望が冷え切ってしまったのでは、健康とはいえない。

冒頭に示した二乗する数字の羅列は個人差の大きい性生活である故に、何歳だから何回と答えを出せるわけではない。だが、健康であれば、性欲があって当然だし、それが無くなれば身体のどこかに異常が生じつつある証拠である。心臓血管系、糖尿病等の代謝系の病気にかかり、それを治療する薬により中枢神経やホルモン分泌システムに悪影響を及ぼし、性欲減退や不能を生じることは知られている。性行為は健康の最もよいバロメーターであろう。

3 姿勢

昭和四九年に、小野田寛郎元少尉がルバング島より三〇年ぶりに生還した。その小野田さんをブラジルに住まざるを得なくした日本的状況にはうんざりするが、それはさておき三〇年ぶりの生還

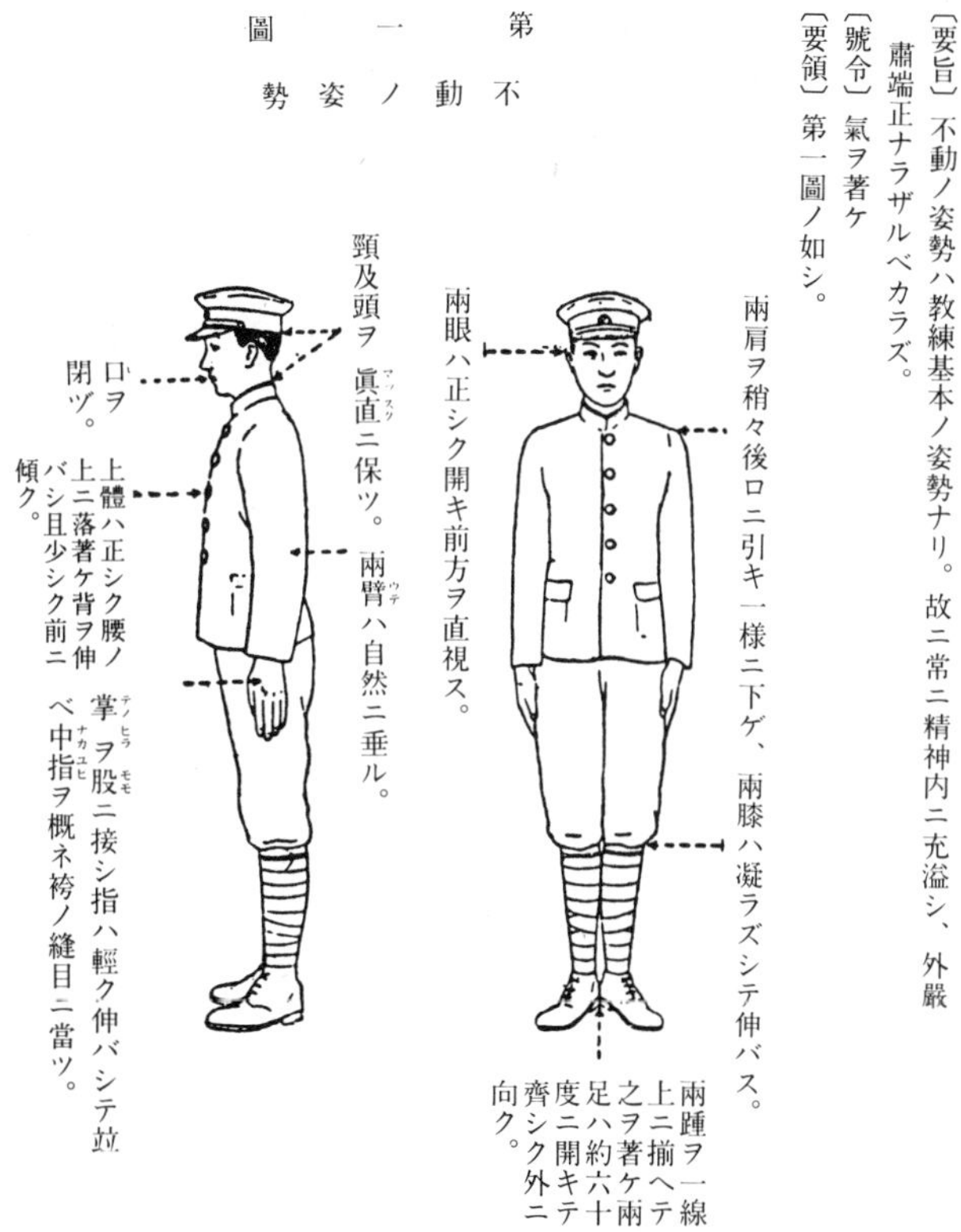

〔要旨〕不動ノ姿勢ハ教練基本ノ姿勢ナリ。故ニ常ニ精神内ニ充溢シ、外厳肅端正ナラザルベカラズ。
〔號令〕氣ヲ著ケ
〔要領〕第一圖ノ如シ。
兩肩ヲ稍々後ロニ引キ一様ニ下ゲ、兩膝ハ凝ラズシテ伸バス。

兩眼ハ正シク開キ前方ヲ直視ス。

上體ハ正シク腰ノ上ニ落著ケ背ヲ伸バシ且少シク前ニ傾ク。

図32　不動の姿勢

教練教科書による「不動の姿勢」

に驚かされたが、もう一つの驚きというより、一種の新鮮さがあった。それは小野田さんの姿勢である。「不動の姿勢」と呼ばれるもので図32に示した如くである。前傾姿勢なのに注目して欲しい。これにより次の動作に移りやすくなる。現在、こんな姿勢をする人を見かけることはない。旧日本陸軍が徹底的に教えこんだのが、この不動の姿勢と分列行進だそうである。両者共に忘れられている。分列行進は分裂になってしまい、国体の入場進行をみていてもバラバラである。

この姿勢が今日、問い直されてよいのではないかと思う。正座も消えてしまった感がある。畳生活が少なくなってしまったのだから無理はないのだが、気になるのは直立と歩行の姿勢である。人混みの中を歩いている時に注意してみていると、若いひとに外股歩きが多いのに気がつく。横からみると膝を曲げて着地しているのが目につく。

歩行は腰歩行、膝歩行、すり足歩行の三つに大別できる。腰歩行は欧米人の歩き方で背筋を伸ばし、胸を張り、お腹をひっこめて、上体を前傾する。そして下肢をできるだけ伸ばす。下肢を振り伸ばして着地するから、どうしても踵からつく。このため、靴の重要パートが〃かかと〃ということになる。和服はすり足歩行向きといえる。地面に対して水平移動することによって、裾がまくれない。しかし、上体を腰歩行と同様に前傾しているから、このポーズを長く維持することは難しい。しかし、美しい。〃舞い〃とは、このすり足歩行から生まれたといってもよい。逆に踊りは腰歩行から生まれた。

今日の日本人の歩き方は、膝歩行である。これが最も、かっこうが悪い。首が前に出て、胸がひっこみ、腰が落ちて、膝が曲がっている。加えて外股である。いくらファッショナブルな服装を身にまとっていたとしても、これでは様にならない。すり足歩行をせよとはいわないが、腰歩行でさっそうと歩いて欲しい。能、茶、花といった日本の伝統芸術は必ず形から教わる。形を整えることによって姿勢を正し、心を培うわけである。心は形からというわけである。

椅子の文化に日本人がまだ、なじんでいないだろうかと思わせるのが、その座わり方である。あの股を開いて椅子に座わる姿勢はどこからきたのかと、いぶかしくなる。うら若き女性までが、このポーズをとると、その人の育ちを疑いたくなってしまう。大内転筋や大腿二頭筋が弱いのであろうか。

近年、目につくのが、いわゆる〝ペチャ座わり〟である。相撲の蹲踞の姿勢とは違う。蹲踞の場合は、つま先立ちであるがペチャ座わりは踵を床につけている。重心が後ろにあるため次の動作に移りにくい無防備な姿勢といえる。このペチャ座わりをプラットホームでしている若者が多くなってきている。確か茨城の高校の先生だと記憶しているが、ペチャ座わりをしている高校生の体力を調べたところ、腹背筋力が標準より下回っていたという。

姿勢は形である。その形を維持しているのは筋肉の緊張である。筋肉の緊張がゆるめば心の緊張もゆるんでくるのは自明のことである。リラックスも必要であるが緊張があるからこそリラックスできるのである。

4　入浴

平均寿命の世界一は日本だとされている。日本と並んで平均寿命の長いのが北欧である。この両者に共通しているのは何か？　そんなことを考えている時に浮かんできたのは、方法は違うがリラックスしながら汗をかくことである。日本は風呂、北欧はサウナである。だからといって風呂ずきが長寿であるとするのは短絡すぎるが、疫学的には興味深い。

最近では、この心理的効果を利用してノイローゼ患者を集団で混浴させることも始められていると聞く。裸になるということはセックスの項では触れなかったが、人間が最も無防備な状態になることである。逆にいえば無防備な状態にいられるということは、それだけ安心していることにもなる。風呂に入って鼻歌の一つでも自然と出るようなら、好調さの証明となろう。幸福ホルモンとも呼ばれるベーター・エンドルフィンが多量に生成されるのであろうか。誰か試して欲しいものである。

さて、風呂の効用の第一位は血液の循環を促進させることである。人体は温められると血液が拡張し、血液循環が円滑に行なわれる。すると各部位に、毛細血管を介して酸素が送りとどけられることになる。このため新陳代謝が活発になり、疲労物質や老廃物を取り除くことになる。条件さえ許せば、入浴を高血圧の治療の一環として位置づけてもよいとされている。血管が拡張するので血圧が低下するからである。肩こりや腰痛等に温泉が利用されているが、これも血流がよくなるからである。

第二の利点は皮膚刺激作用である。入浴する時は当然、裸であるからお湯に直接接触するのは皮膚である。この皮膚と自律神経との関係は解明されていないが密接な関係がある。たとえば手足が冷たくなる冷え症であるが、これは一種の自律神経失調症だとされている。末梢の毛細血管は気温に応じて直径を広げたり縮めさせたりして血行を調節しているが、これを支配しているのが自律神経である。自律神経の支配がシステマチックに行なわれないと問題が生じる。そこで逆手をとったのが、ぜんそくの治療法である。乾布まさつや入浴後に冷水をかぶることによって皮膚を刺激し、自律神経を調整させようとしているわけである。入浴により皮膚は水圧、温熱の他、こする、拭くといったさまざまな刺激が皮膚に与えられ、自律神経を活性化させていることになる。

お湯の適温には個人差がある。高温浴は四二度以上をさすが、一般的には、ぬるめがよいとされている。そのほうが温熱効果が高いからである。温熱効果は浴温と時間を掛け合わせればわかる。体温を三七度とする。四二度の浴温に三分間入ったとすると、(四二―三七)×三で一五となる。浴温を下げて四〇度とし、一〇分入ったとすると(四〇―三七)×一〇で三〇となる。熱い湯には長く入っていられないが、ぬるま湯なら長く入っていられる。〝いい湯だな！〟はぬるま湯である。

入浴で避けるべきことは食事の直前直後である。食事直前に入浴すると、入浴により胃酸の分泌が減少することが指摘されている。入浴による自律神経の影響である。食事後も同様のことがいえるし、一生懸命消化しようとしている時に血流をアチコチで盛んにすることはない。消化器系に必要な血流を送ってやることが先決である。

ゴルフ後の入浴でよくみられるが、かけ湯もせずにドブンというのは避けたい。かけ湯をして、からだを温度にならすことをすすめたい。

第5章

フィットネスと現代社会

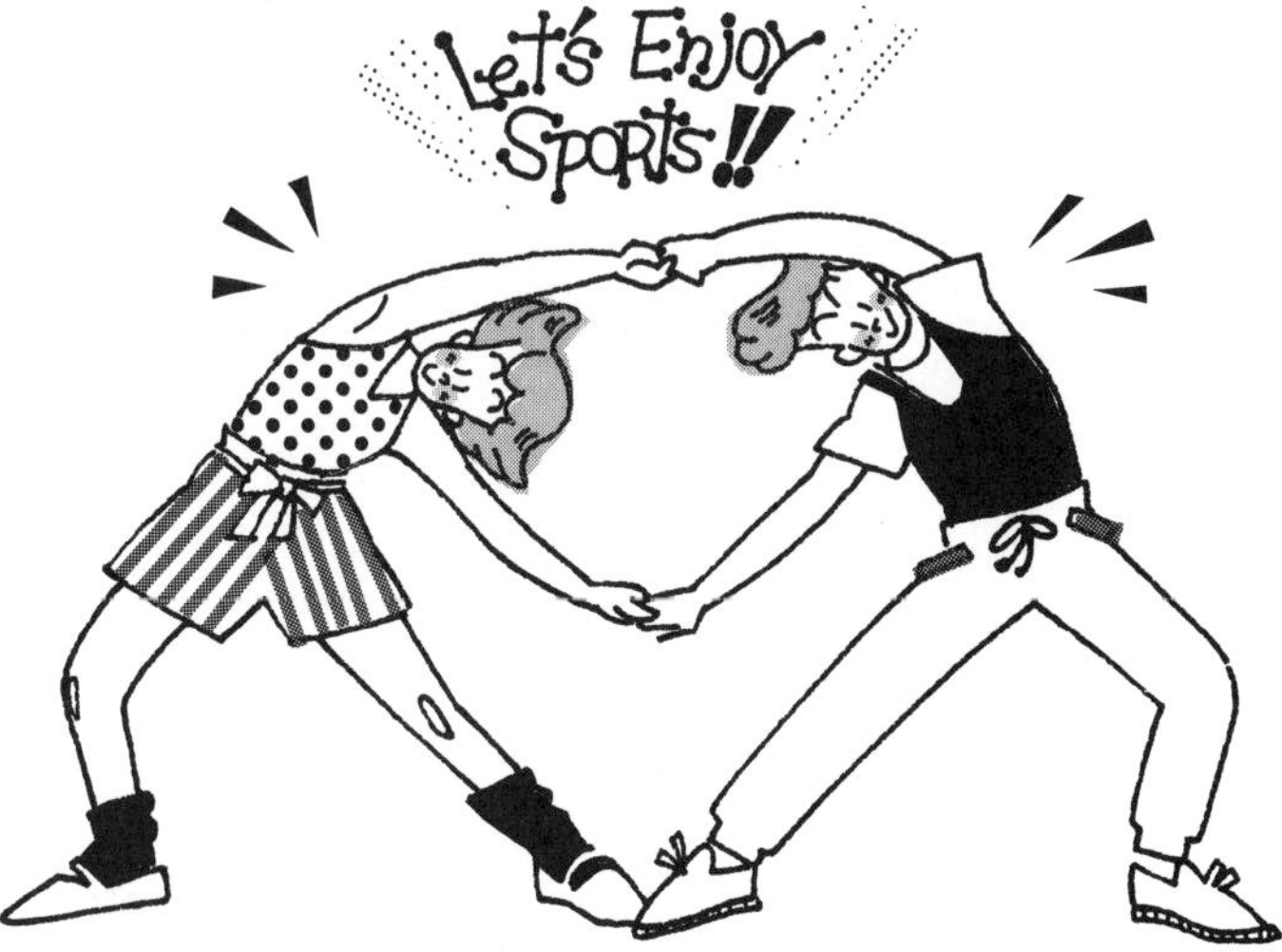

I　フィットネスと経済

1　二一世紀の脅威——医療費

莫大な金額が使われているにもかかわらず、案外知られていない出費に医療費がある。風邪をひいたから薬局に走って薬を買ったとか、分娩の費用とか差額ベット代等々ではなくて、医師、歯科医師の診察や調剤費、看護費等を国民医療費あるいは直接医療費と称しているが、これを一〇年単位でみると次のようになる。なお、（　）内は国民一人当たりである。

●一九五五年　二、三八八億円（二、七〇〇円）
●一九六五年　一兆一、二二四億円（一一、四〇〇円）
●一九七五年　六兆四、七七九億円（五七、九〇〇円）
●一九八五年　一六兆〇、一五九億円（一三二、三〇〇円）
●一九九五年　二六兆九、五七七億円（二一四、七〇〇円）

日常生活からは、ほど遠い金額であるが、右表のように年々、増加の一途をたどっている。一九九九年には三〇兆円を越えてしまっている。日本人一億二、〇〇〇万人で割れば一人当たり二四四、二〇〇円である。四人家族では、年間九八万円、一月当たり八一、四〇〇円という大きな出費である。しかし、誰もピンとこない。なぜなら国民皆保険ということで毎月保険料を自動的に徴収という形で支払っているからである。勤労者の場合は給料から差引かれているから当たり前のことと受けとっているので、金額の莫大さに気がつかないわけである。

しかし、あと一〇年、あるいはそれ以内に愕然とするであろう。なぜなら、二一世紀になって国民医療費は、今まで以上に増えることが確実視されているからである。そこで凝視して欲しいのが表31である。シミュレーション・タイプが五つあるがⅢ、Ⅳ、Ⅴはちょっと想定しにくいので除外すると、二一世紀を越えたとたんに国民医療費は三〇兆円を越える。二〇一〇年には五〇兆円を越える。二〇一〇年までは、あと八年である。五〇兆円の医療費は一人当たり四一六、〇〇〇円となる。四人家族なら一六六万円である。一月当たりは一四万円弱となる。月々の給料から一四万円も差し引かれたら生活が成り立つのであろうか。これで驚ろいてはいけない。もうひとつの社会保険制度といえる〝年金〟がある。これも当然のごとく増えてゆく。そして税金もある。日大人口問題研究所のレポートは次のように記している。〝一般勤労者の国民負担率は現在の三六％程度から二〇二五年では三八～四〇％となる可能性が高いといえる。〟この推測が正しければ、二一世紀中頃で可処分所得は、せいぜいのところ五〇％前後ということになる。これがなにを意味するかお分かりいただけると思う。毎月の給料袋に入っている現金（あるいは振込まれる金額）は、明細書の総額の半分ということである。額面の金額が五〇万円であれば手取りは二五万円ということである。手取り二五万円から、家のローンに七万円（これが平均である）、車のローンや維持費に五万円、教育費（塾やけいこごと）に五万円を支払うと残りは七万円ということになる。僅か七万円である。これで親子四人が生活していけるのであろうか。いうまでもなく無理な相談である。これに対する有効な手だてのひとつが今まで記してきたトータル・フィットネスである。

Ⅳ		Ⅴ	
国民医療費（兆円）	対GNP比（%）	国民医療費（兆円）	対GNP比（%）
17.8	5.00	17.8	5.00
21.5	5.49	21.6	5.50
29.1	5.99	29.5	6.02
52.3	6.69	53.4	6.74
70.8	7.07	72.3	7.17
87.3	7.38	90.6	7.54
110.0	7.68	115.9	7.91
133.1	7.97	143.0	8.27
157.7	8.08	172.6	8.44

（人口・経済・医療モデルに基づく長期展望―フェイスⅣ：日本大学人口研究所）

2　フィットネスへの期待

医療費約三〇兆円の内訳をみてみよう。傷病別でみると、運動不足病の筆頭とされている循環器でおよそ四分の一を占めており、七兆五、〇〇〇億円である。糖尿病、腰痛、胃十二指腸潰瘍等を加えると、およそ三分の一になる。一〇兆円である。この運動不足病を解消させれば三〇～三五%の医療費を軽減できることになる。医療費五〇

表31　各種シミュレーションによる国民医療費の変動

年次	I 国民医療費（兆円）	I 対ＧＮＰ比（％）	II 国民医療費（兆円）	II 対ＧＮＰ比（％）	III 国民医療費（兆円）	III 対ＧＮＰ比（％）
1987	17.8	5.00	17.8	5.00	17.8	5.00
1990	19.2	4.99	20.0	5.18	19.5	5.06
1995	21.4	4.63	24.4	5.17	24.6	5.22
2000	25.8	3.64	35.9	4.87	40.0	5.31
2005	29.0	3.10	46.9	4.86	54.7	5.39
2010	30.6	2.83	56.2	4.95	68.4	5.49
2015	32.4	2.54	68.5	5.02	87.3	5.57
2020	33.6	2.31	81.5	5.13	112.0	5.67
2025	34.5	2.07	95.7	5.12	144.0	5.65

シミュレーション・タイプＩ：診療報酬点数が1987年の水準から不変の場合。

シミュレーション・タイプII：疾病構造の変化および医療技術の進歩が1987年から不変の場合。

シミュレーション・タイプIII：輸出の年間成長率が今後も５％である場合。

シミュレーション・タイプIV：診療報酬点数が1973—1978年の上昇率で引上げられる場合。

シミュレーション・タイプＶ：診療報酬点数が1973—1978年の上昇率で引上げられ、寿命の上限値を代替ケースとした場合。


兆円にあてはめれば、おおよそ一七兆円の減ということになる。一九八〇年代の医療費に匹敵する金額を減らすことになる。そんなバカなと笑う人がいるだろうと思う。だが可能性がないわけではない。立派な、国のレポートさえある。経済企画庁が一九七六年にまとめたレポートである。二つの事例を示してある。ひとつの事例は、農村医療の最先端としてつとに有名な長野県南佐久郡の医療費についての長年にわたる調査結果である。八千穂村の医療費が、きめ細かい生活指導（トータル・フィットネスである）によってどれだけ軽減したかを示したものである。レポートによると一五年という長い年月をトータル・フィットネスに費やした結果、他の町村と比較すると三

表32　「トレーニング教室」受講者(昭和56年4月〜6月)の実施効果について(S社)

受講前3か年間の1人平均年間医療費	受講後の区分		S.56年 平均医療費	S.57年 平均医療費	S.58年 平均医療費	受講者3か年間の1人平均年間医療費
	A 24人	・有効な運動を1年以上実施した者	23,300円 45.6	21,300円 41.7	23,500円 46.0	22,700円 44.4
51,100円／人・年 指数100 (67人の平均)	B 28人	・ときどき実施した者	44,800 87.7	42,300 82.8	43,700 85.5	43,000 85.3
	C 15人	・実施しなかった者	38,000 75.3	29,700 58.1	41,800 81.8	36,700 71.8
	平均	――――	35,000 69.7	31,800 62.2	36,000 70.5	34,500 67.5

受講前後の医療費比較

「教室」受講後、1年以上有効な運動を実施した者(A)の平均医療費低減率

$\dfrac{(\text{受講前医療費}-\text{受講後医療費})}{\text{受講前医療費}}$ は

55.6% (100−44.4) となっている。

(企業フィットネスのコンセプト：健康・体力づくり事業財団)

〇%の低下を示している。医療費がトータル・フィットネスをしていない所と比較すると三〇%減ったことになる。

もうひとつの事例は企業である。健康保険組合の事例研究である。この健康保険組合は精力的にトータル・フィットネスを取り組んだとして国の表彰を受けた実績を有しているが、三〇歳を過ぎると受診率が全国平均を下回ることが分かった。これをトータル・フィットネスの効果として試算すると年間五四五億円の医療費が四五一億円になる。実に九三億円の減となる。低減率は一七%になる。八千穂村の低減率は三〇%、健康保険組合は一七%となる。筆者の友人である西ドイツのトリ

ム運動の指導者ユルゲン・パルムは一九七八年に東京で開催された〝トリム・フィットネス国際会議〟においてトリム運動による医療費の低減率は同国において二五％であったと述べている。八千穂村と健康保険組合の中間値となる。これを現在の医療費三〇兆円に当てはめると、なんと七・五兆円の軽減になる。七・五兆円は国家予算の一一分の一になる。その国家予算からトータル・フィットネスに現在いくら出費しているかというと、たかが三、〇〇〇億円に過ぎない。それっぽっちの金額で一億二、〇〇〇万人の健康を保てるわけがない。そのツケが三〇兆円の医療費ということになる。国民医療費の内訳は公費が三三％、患者負担が一二％、保険料が五五％である。公費とは税金である。なんのことはない、全額を国民が負担しているのである。

表32に示したのは、S社の事例であるが、トレーニング教育受講前とその後の医療費を比較したものである。受講前の指数を一〇〇とするとトレーニングを実施した者の平均指数は四四・四となっている。四六％もの低減である。受講者の質によってこの事実を総てにあてはめることはできないが、フィットネスの医療費軽減に及ぼす影響の大きいことは確かである。〝これだけムダな医療費を節減した〟といえるだけの実績を積みあげることが今後もっと行なわれるべきであろう。

その実例は先に示した通りである。企業、健康保険組合、自治体といった組織を通じて国に実績を突きつけることが二一世紀中になされなければならない。

表33　欠勤時間数の差による費用効果（池田，1985）

	1982年	1983年
(A)非実施群の欠勤時間数 （1人当たり/年間）	41	41
(B)活動群の　〃	29	20
(C)両群の時間数の差	12	21
(D)節約額(×時給)	$156	$303
(E)年間労働時間に占める(C)の割合	0.6	1.1
(F)会社の年間総収益	$1億1600万	$1億1500万
(G)生産性の向上額(F×E)	$70万	$130万

3　フィットネスの経済効果

フィットネスのもたらすメリットにいち早く気がついたのがアメリカである。特に企業が熱心で、約三社に一社がフィットネスを時間内労働の中に組み込んでいる。アメリカが熱心なのは、医療費のこともあるが、有能な社員を心臓病で失ってしまうこと、それを補う費用、従業員の定着率といった生産性も含んでのことである。

近年はインストラクターをやとい、施設を建設し、プログラムを提供することはもちろん、重役を集めて一年以内に減量の目標を立て、達成するとボーナスが増えるとか、月間目標距離を走った人には社長から表彰されるといった制度さえ実施されている。太っていたのでは就業の機会すら失ってしまうのである。企業をあげて社員のトータル・フィットネスをすすめようとの風潮は大変に強く、それで実績をあげた企業は大統領から表彰されるほどである。

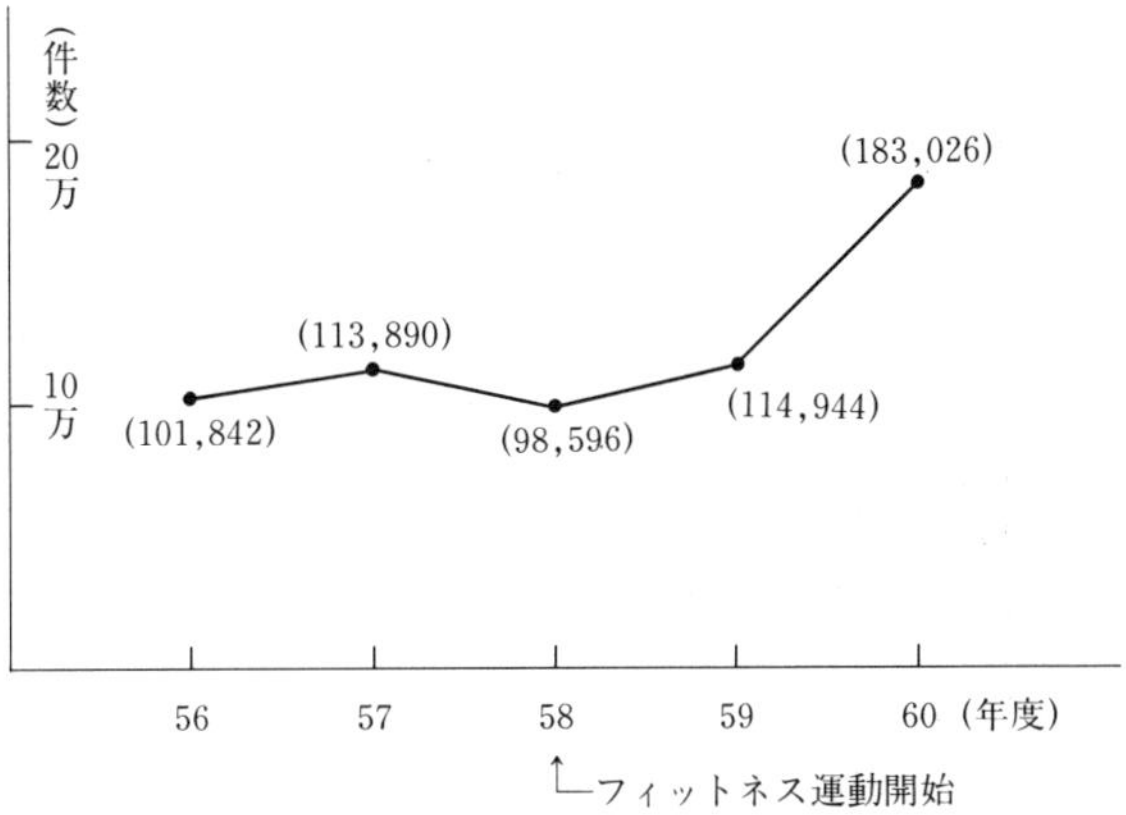

・61年度の集計推定は19万件～20万件が見込まれている。
・なお、改善効果金額は……
S 59年 → 21億8,000万円
S 60年 →27億8,000万円

図33　職場モラールの活性化（業務、作業改善件数・N社栃木工場）

一九八四年にカナダ政府が大変興味ある企業のフィットネスに関する研究を実施した。フィットネスを実施している従業員とそうではない従業員との比較である。医師への訪問回数、医療費、欠勤率、定着率等を調べた結果、フィットネスを実施している従業員のほうが生産性が高いとされた。このような理論を「費用便益論」という。費用はフィットネスを行なう際にかかる金額、便益とはフィットネスを実施することによって得られる金額のことである。便益が費用を上まわれば利益が生じたことになる。表33に示したのはメサ社の例であるがフィットネスの実施後二年目で利益が生じている。この例では欠勤日数で費用便益をレポートしているが医療費、改善提案といった面を便益としてみるような仕組みをつくると一層便益が生じると考えられる。

わが国においても最近では企業フィットネスを行なう会社が増えており、便益を数字で示す努力がなされつつある。このような努力を会社が行なうことは今や企業の社会的責任となりつつある。

図33に示したのはN社の例であるが、一九八三年からフィットネスを導入するようなった。ここの担当者はフィットネスによる便益をなんとか数字に表そうと努力した結果、フィットネスを導入したことによって同僚や上司との関係がよくなったことにより、改善提案の増えていることに気がついた。そこで改善提案により、どれだけのメリットを企業にもたらしたかを数字で示したのである。

このように、メリットを数字で表すことが、今後とも必要となろう。費用便益論を有効にすすめてゆくべきであろう。これを参考にして、必要な項目を増やしてフィットネスの経済効果を追及することをすすめる。

4　フィジカル・エリート

もう二〇数年も前のことであるが『成熟社会』という翻訳本が日本でもかなり売れたことがある。この本に次のような記述がある。ちょっと長くなるが引用してみよう。〝より重要な非難は、ストライキよりも無言の抗議、すなわちほとんどの工業国で広がっている無断欠勤である。それはイギリスで始まり、フランス、イタリアに広がり、さらにアメリカまで広がった。ドイツと日本のみが、当面それをまぬがれているようにみえる。イギリスではそのために年間三億から四億の労働日数が損失したと推定されており、ストライキによって失われた日数の少なくとも三〇倍、いや四〇倍となっている。〃

〃さらに、デトロイトでは月曜日の欠勤率が五%から一〇%にはねあがり、主として若い労働者に多い〃としている。「月曜病」である。日本でも一八八〇年代から用いられるようになっている。アメリカと同じように若い人たちに多いし、このところ中年層にも広がりをみせている。会社に出るのが億劫になってきているのである。家を出、電車に乗り下車し、会社まで歩く。会社の正門に着く。ここでUターンしてしまう例さえある。これがさらに悪く作用すると〃自殺〃になってしまい、貴重な人材の損失となる。そこで注目されてきているのが〃フィジカル・エリート〃である。彼らはストレスと上手につきあい、仕事も余暇も共にエンジョイし、病気とは無縁で酒は適当に飲むけれどもタバコは喫わない。もちろん、定期的に運動をつづけているのでお腹が出っぱっていることはない。そんな人間がフィジカル・エリートである。勉強ばかりの頭デッカチではなく、豊かな趣味をもち活動的なライフ・スタイルを確立している。

このような人間、日本人が育っていくことが結果として日本全体を豊かな国にすることになる。逆に病気がちな、ひ弱な日本人が増えれば医療費に莫大な金額が消え日本全体の活力が低下する。すでに記したように、医療費という側面だけを捉えても国民経済はひっ迫してしまう。五〇兆円の医療費どころか二一世紀末には一〇〇兆円に近づく可能性すらある。そうなったら働く意味が喪失してしまう。働けど働けど給料から五〇〜六〇%もの金を国に拠出してしまうことになれば誰が働く気になれようか。そうならないためには、一人ひとりがフィジカル・エリートになる努力を開始することである。

豊かになったといわれる日本ではあるが、それも束の間で二一世紀の到来と共に実質的には貧困になってしまうかもしれない。〝おごる平家は久しからず〟といわれるように、油断していると落とし穴にはまって衰退することがある。落とし穴にはまり〝活力の喪失〟とならなければいいがと危惧している。適切な医療は当然必要ではあるが、ムダな出費は抑えるべきである。そして自らの健康は自らの手で守っていくのだという意志をもった個人が、すなわちフィジカル・エリートの輩出こそが、落とし穴にはまらないで、より豊かな日本を築いてゆく唯一の道なのである。

II　フィットネスと高齢化

1　未曽有の経験

一度経験すればそこから学習し、次の対処法を身につけることができるが、経験していないと手の打ちようのないものがある。「高齢化」がまさにそうで、日本は初めて味わうことになる。〝人生わずか五〇年〟という織田信長の好んだという謡の詞がよく引用されるが、戦後のたった五〇年間という超スピードで、わが国は高齢社会を迎えようとしている。

昭和四五年に八五歳以上の高齢者が総人口に占める割合は七・一％であったが、以後一貫して上昇をつづけ、六〇年には一割を越えて一〇・三％となり、六二年には一〇・七％、そして西暦二〇〇〇年には一七・五％、同二〇二五年には二七％強と予想されている。数字で表せば〝へー、そうなのか〟ということで終わってしまうが、三・五人に一人は六五歳以上の人となる社会が、一体全体どんな社会になるのか具体的なイメージが浮かばない。

高齢社会というと、高齢者が多い社会だと考える。確かにその通りなのであるが、同時に、若者

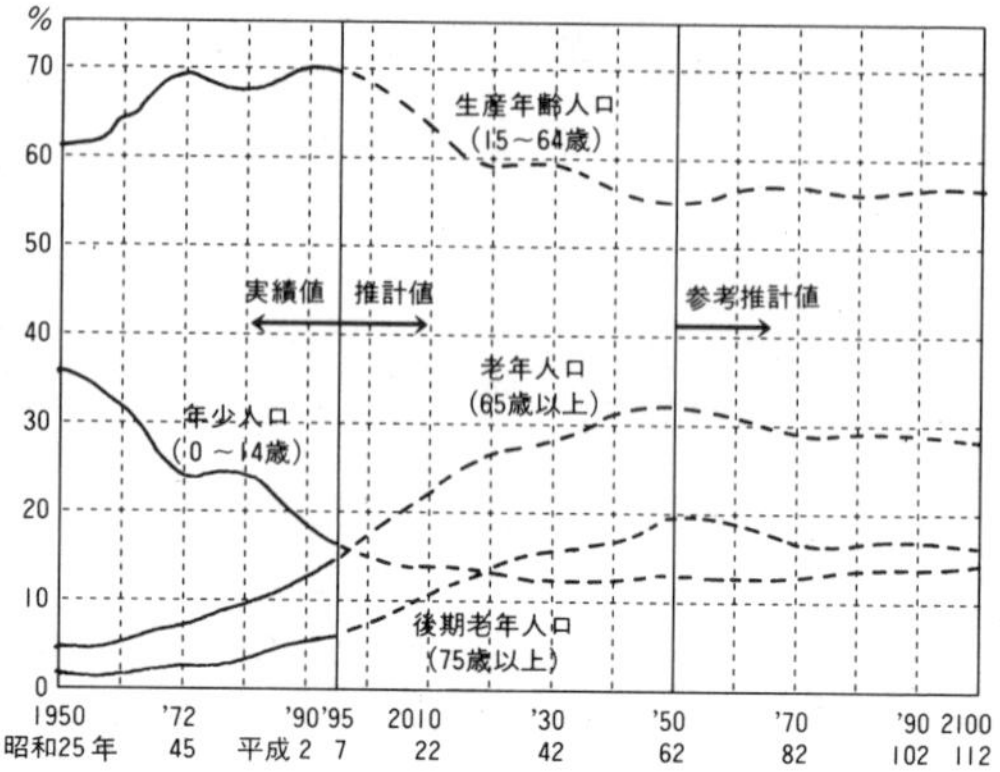

資料　昭和25〜平成２年総務庁統計局「国勢調査報告」「推計人口」
平成３年以降国立社会保障・人口問題研究所「日本の将来推計人口（平成９年１月推計）」より中位推計値

図34　年齢３区分別人口構成割合の推移
昭和25〜平成112年（1950〜2100）

が少なくなる社会でもある。元気に働く層が少なくなるのである。社会的活力を失うことにもなりかねない。なぜなら、高齢者の人が働くことが日本の現状では少ないので年金に頼らざるを得ない。働かない人は働いている人が扶養することになる。扶養される人が増え扶養する人が減るのだから、扶養する人の負担は増加する。これがどんな社会的インパクトになるのか、ちょっと想像がつかない。

高齢者はやむを得ないことだが病気がちである。平成一一年の調査では人口一〇万人当たり何人が通院・入院しているかというと、実に一万七、〇〇〇人である。この結果として医療費を押しあげることになる。現在、国民医療費に占める老人医療費の割合は五〇%である。当然ながら高齢者人口の増加と共に一層増大することになる。

高齢者は病気がちで医療費を押しあげ、扶養されることによる負担の増加という二重の経済的負担を生産人口である青年・壮年層が支えきれるのか、きわめて深刻な問題を提起する。

さらには高齢者自体の問題であるが、自殺率が近年上昇気味なのである。人口一〇万人当たりの自殺者は平成一一年の調査では、六五歳以上で三七・二人、七五歳以上で四三・四人、八五歳以上で五三・八人と高齢になる程高くなる。これと関連すると思われるのが独居老人の増加である。現時点での六五歳以上人口はおよそ二、一八七万人であるが、この一三・二％が独居老人だと推計されている。二八九万人の高齢者が老後を一人で過ごしていることになる。このうちの八割が女性であるとされている。その数は増加する一方である。

このように高齢化は実に深刻な課題を日本という国につきつけることになる。平均年齢が、男七七・六四歳、女八四・六二歳で、世界に冠たる長寿国家といって単純には喜こべないのである。長寿の寿は、おめでたいとの意味であるが、病気がちでは寿ではない。本当の長寿国家になるためには、まだまだいくつかのハードルを越えなければならない。

これを打解する手段は年をとっても働くことである。高齢者は体力が落ちても、その経験により、青壮年層にない別の力を有している。彼らに活力を与えると共に日本という国の活力を維持するためにも高齢者パワーを利用することが好ましい。

2　しのびよる危機

高齢者自体の問題として〝自殺〟をあげたが、事態はそれだけではなく、もっと厳しくなると考えられる。その第一にあげられるのが、「痴呆性老人」の急増である。現在は、二〇万人と推計されているが、その一〇年後には、三〇万人、さらに、その一五年後には、四〇万人と、予測されている。

呆け老人と共に急増するのが「寝たきり老人」である。現在の一二〇万人から一〇年後には一七〇万人、二五年後には二三〇万人と考えられている。加えて虚弱高齢者も増加するので二一世紀の前半中期で五〇〇万人を超える高齢者が介護を必要とすることになる。高齢者の四・二人に一人が要介護となるのである。

これは高齢者の苦痛だけではなく家族への負担増ということを意味する。わが国の家族構造からすると四〇歳代の主婦の負担が増大することになる。これは特別な社会問題になる危険性をはらんでおり、家庭崩壊の危機すら十分に考えられる。〝介護保険があるから〟ではすまされない。〝看病疲れ〟といわれる負担を家族がどう分担しあうのか。まだ明快な対策は立てられていない。

近年、注目されつつある高齢者の疾患として〝骨粗鬆症〟がある。簡単にいうと、骨がもろくなる病気である。骨がもろくなれば当然のことではあるが骨折しやすくなる。骨折自体は一般的には生命に別状ないが、高齢者にとっては問題となる。たとえば足首を骨折したとすると、これにより入院し、しかも長期になりがちなので一気に健康を害することがある。骨折により動かなくなることが病気を呼んでしまうのである。それ故、六〇歳を越えたら〝地下の飲み屋で一杯やれ〟と冗談半分、真面目半分でいう。二階や三階だと、ほろ酔い加減になり階段を踏みはずしやすいが、地下

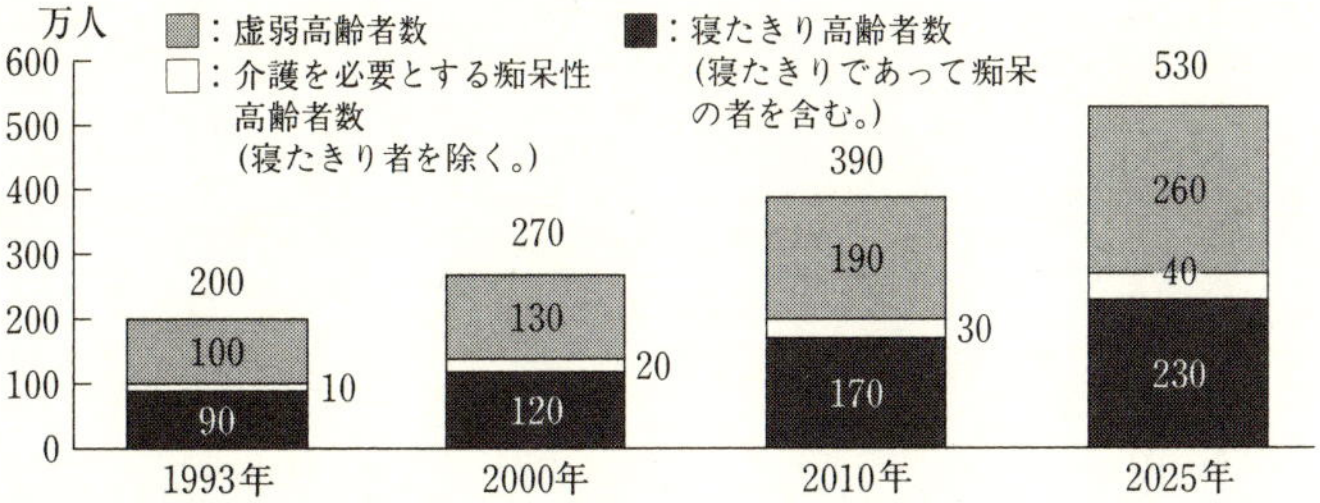

出典：平成8年版　厚生白書
資料：厚生省大臣官房統計情報部「国民生活基礎調査」、「社会福祉施設等調査」「患者調査」及び「老人保健施設実態調査」から推計

図35　寝たきり・痴呆性・虚弱高齢者の将来推計

なら昇って行くので大丈夫というわけである。

さて、そこで思いつくのが言い古いされた諺であるが、〃老化は足から〃である。足の衰弱は人間としての存在を根底からくつがえすものである。二本の足で直立することにより人類の進歩が始まったわけであるが、その衰弱は老化を早めるといってよい。足を使うことが少なくなることにより骨が弱くなることはすでに記したベッド・レストの実験からも明らかである。そしてまた、足の筋肉の緊張が脳への刺激となっていることも記した。その意味で、足の果たす重要な役割について、もっと真剣に考えるべきなのである。

人は〃考える葦である〃というが、葦は足と言い換えてもよいのではないかと思うくらい、足の重要性はこれからの高齢化社会を考える上でのキー・ポイントとなろう。

青壮年の人が〃くそババア〃とか〃くそジジイ〃といってバカにするが、これはとんでもない間違いである。今の彼らは、現代の豊かさを日本に与えてくれた恩人である。それこそ彼らの血と汗の結実した姿が今日の日本なのである。そして忘れてならないのは彼らは、手と足を使って働いたという事実である。彼らほど手や足を使っていない現在の青壮年層の将来は、もっと悲惨な状態になる危険性が強い。いま、元気な若者もやがて老いるのである。

3　定年後の人生

わが国もようやく、〝六〇歳定年制〟を迎えつつある。が、しかし、定年後の人生のいかに長いかを案外に気づいていない。今、四五歳の人がいるとすれば、その人は定年までの人生と定年後の人生は同じ長さだといえる。四五歳から六〇歳の定年まで一五年。六〇歳の定年から男の平均寿命七七歳強までも一七年。定年後のほうが長くなる。女性ならば平均寿命八五歳とすれば定年後の人生のほうがはるかに長いことになる。

定年後の人生をどうするか。六〇〜六四歳の就業率は平成七年で六三・九％である。ということは三人に二人が定年後も働いていることになる。と同時に三人に一人は働いていないことでもある。働いていない人にとっては〝毎日が日曜日〟となる。毎日が日曜日となった時は、一体全体、何をして過ごすのであろうか。一週間のバカンスどころではない。日曜日が二〇年もつづくのである。睡眠や食事等の必要時間を一二時間とたっぷりとったとしても残り一二時間、何をして過ごすのか。由々しき問題である。麻雀もゴルフも四人そろわなければできない。四人そろったとしても毎日、ゴルフというわけにもゆかない。とにかく毎日が余暇なのである。

あとで詳細するが、特にわが国の男性は余暇の過ごし方がヘタである。毎日、朝に出勤し、五時まで働き、その後は一杯やって帰るという日々を送っている。逆にいえば、だからこそ家庭生活を維持し得たのかもしれない。なぜなら、最近よく聞く話であるが、定年を迎えた主人を妻が三つ指をついて〝長い間、ご苦労さま〟といってテーブルに案内する。酒もあり上等なつまみもある。一風呂浴びて、さて、これから妻と定年後の人生を語ろうとすると妻が先制する。〝退職金を半分ずつ分け合って別れませんか！〟こんな時、あなたならどうする？

たとえば六五歳や七〇歳まで働けたとしても同じ局面を迎えることであろう。そこで考えて、なおかつ行動に移すべきことが一つだけある。悪い言葉として捉えられがちであるが、〝道楽〟をすることである。しかも一人でできる道楽である。絵画でも、書道でも、彫刻でも、お茶でもお花でも作曲でもよい。無論スポーツでもよい。何かひとつ、自分自身が没頭できる道楽を身につけることである。六〇歳にしてランニングを始め、九〇歳でフルマラソンを完走することを人生の目標としている人もいる。八〇歳にして個展を開いた人もいる。

よく、毎日二時間、一〇年間、同じことをつづけてやれば〝達人〟の極意を得るといわれる。言うは易し、行なうは難しではあるが、それに挑戦しなければ老後の人生は余りにも侘しい。そこで忘れてならないのが、これら老後の諸活動を保証してくれるものである。それは、手厚い医療でもなければ、保険でもない。

老人センターの所長さんに聞いた話だが、おばあちゃんから最ももてるおじいちゃんは金をもっている人でもないし、地位の高かった人でもない。棚をつくったり、床を修理したり、重い物を運んでくれる人だという。

4 自由な手と足

老後の人生を保証してくれるものは医療でもなければ保険でもないと記した。それは何か？「自由な手と足」である。自分の意志で動きたいように動いてくれる手と足である。言論の自由、思想の自由、宗教の自由と自由も多々あるが、それらの自由を奪われようとした時、何の自由が奪われるのが最も恐いかといえば実は「手と足」ではないかと思う。パスカルがパンセの中に記しているように、人間にとって最も苦痛なのは〝退屈〟である。退屈とは時間はたっぷりとあるのに、やることがないことである。

軍隊物の映画でときどき描写されるが、兵隊が重罪を犯した時に科せられるのはグランドを走るのでもなく、たたかれるのでもない。身動きできない牢に一人でぶち込まれることである。そこには思想、宗教、言論等の自由は与えられているが手と足の自由はない。このように最も苦痛なのは手と足の自由を束縛することなのである。

そして、また、孤独を人一倍感じる時は決して一人で居る時ではない。多くの人びとが居るにもかかわらず一人であることを実感する時に、人は孤独を感じる。この二つの悪しき条件が整えられる可能性が現代における日本に厳然としてある。「長期入院」である。動きたいのに動けない。しかし、脳はしっかりしている。窓からは自由に動き回る人が見えるにもかかわらず。そして通路を歩く人の足音、話す言葉が聞こえるというのに誰一人として訪れてくれる人はいない。あっても一日に一人か、二人。

そんな老後を迎えたくはないし、迎えてはならない。だが現実はそうである。これから脱出する方法は何か。これを探すのが現代人の宿命なのかもしれないがあえていえば〝フィットネス〟である。元気で生き抜き、ある日バタンと倒れる。〝大往生〟が望ましい人の生き方なのである。その意味でいえば、フィットネスとは大往生への道である。

老後の不安の第一は健康である。年をとればとるほどに人は自分の健康を心配する。だが気づいていないだけであって、それは死と同時に、あるいはそれよりも深く人間としての存在、すなわち動く物としての存在、自由な手と足を奪われることへの恐怖なのかもしれない。

自由な手と足があるからこそ、人間は仕事をし、レジャーを楽しみ活力あふれる人生を送ってゆけるのだということを再認識すべきなのである。足を使うことを嫌い、今では文字を書くことすら機械に委ねようとしている。文明化とは手と足の自由を奪うことなのであろうか。機械とは有用なものではあるが決してオールマイティではない。

かつて人びとは食物を得るために、安眠を得る場所を探すために手と足を使わなければならなかった。いま、現代人は長寿を全うするために手と足を使わなければならないのである。手は「第二の脳」、足は「第二の心臓」なのである。

III　フィットネスと自由時間

1　自由時間

現代は〝レジャー社会〟といわれるように、国民の間に余暇志向が強くなっていることは確かである。自由時間は生活必需時間と労働時間の二つに規制される。寝る、食事する等々の生活必需時間はどうしても必要であるから、労働時間が減れば自由時間が増えることになる。

さて、労働時間であるが昭和三五年には二四三二時間と猛烈であったが、これをピークに減少をつづけ昭和五〇年には二〇六四時間まで下がったものの、それ以後は横ばいで平成に入ってからは統計上は一九〇〇時間程だが、実質は二〇〇〇時間を前後している。この労働時間はフランス、西

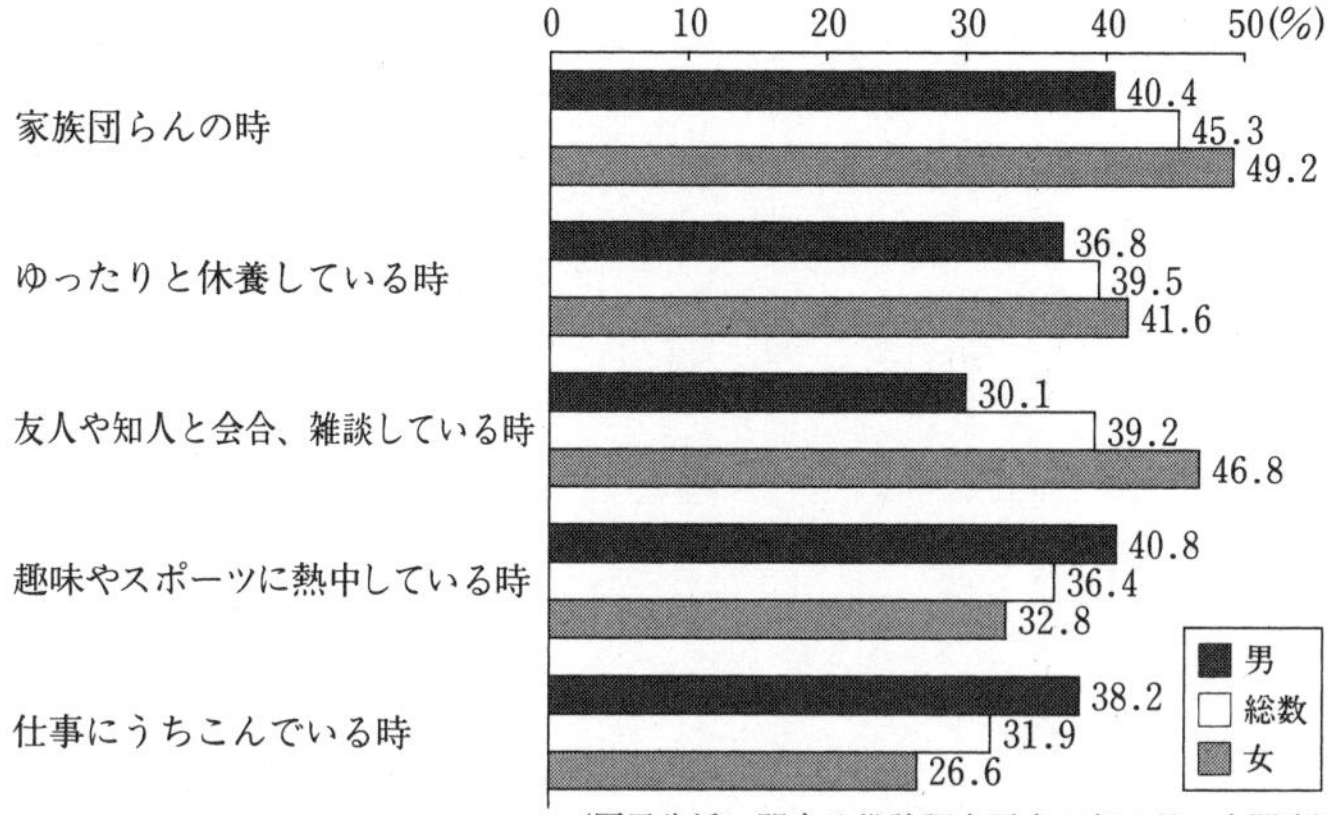

(国民生活に関する世論調査平成13年９月：内閣府)

［「十分充実感を感じている」「まあ充実感を感じている」「あまり充実感を感じていない」「どちらともいえない」と答えた者に質問。複数回答］

図36　充実感を感じる時（上位５）

ドイツの一六〇〇時間台、アメリカ、イギリスの一九〇〇時間台と比べると断然多い。五〇〇時間の違いは単純計算して二〇日間多く働いていることになる。これが年次有給休暇の取得日数に影響を与える。日本の九日に対して西ドイツ二九日、フランス二六日とほぼ二〇日多い。

公立学校の週休二日制が平成一四年からスタートし、ウィークエンドの過ごし方が課題となってきているものの、働く人に長期休暇を導入する動きはない。

一日の自由時間はどれくらいあるかというと平均で六時間九分となっている。これは土曜も日曜も入ってのことだから月曜日から金曜日までの自由時間は三時間程度ということになる。

このように自由時間が少ないうえに宅地の高騰化により通勤時間の長い所に住まざるを得なくな

っている。東京圏では通勤時間が平均で約九〇分となっている。往復すれば三時間となり自由時間を規制する大きな要因になっている。しかしながら国民のレジャー志向は強い。図36に示したのは、「国民生活に関する世論調査」（平成一三年度、内閣府）による調査結果である。〝充実感を感じる時〟の上位五を抜き出したデータであるが、〝仕事にうちこんでいる時〟よりも〝家族団らんの時〟や〝ゆったりと休養している時〟〝友人や知人と会合・雑談している時〟への回答が高くなっていることが分かる。〝趣味やスポーツに熱中している時〟への回答も高い。このように、国民は仕事よりも自由時間の活用の方に充実感を感じようとしているのである。この調査は二年に一回の割で実施されているが、平成に入ってからこの傾向が強くなっている。この志向は暮らし方にも反映し、一生懸命に働き、金持ちになるよりも、自分の趣味にあった暮らし方をするほうに向かいつつある。

自由時間を国民が志向しているのに加えて諸外国からの圧力も加わってきている。日本人は働き過ぎだというわけである。そこで政府も重い腰をあげ、通称「リゾート法」と呼ばれる法律をつくり自由時間の活用を国民に強いようとしたが、予期せぬバブルの崩壊によって雲散霧消した。このバブル崩壊という外圧によって企業は時間外労働時間の支払をしぶり、結果として先進国並みの年間一九〇〇時間の労働時間の短縮が現在では実現してしまった。しかし、一生のうちの三分の一の時間が自由時間として与えられた時に一体、何をしてよいのか。これもまた大きな課題となる。

2　レジャー活動の現状と希望

最新の資料（平成八年・社会生活基本調査）によると、いわゆる自由時間（余暇）は土・日も含めた平均で一日に男が六時間一九分、女が六時間ちょうどである。テレビ・ラジオ、新聞・雑誌を観たり、読んだりしてくつろぐ在宅型活動時間が、男女共に四時間弱、学習・研究、趣味・娯楽、スポーツ、社会活動のような積極的活動時間がほぼ一時間となっている。不況の影響だろうか、近年は積極的活動が衰退ぎみなのが気になるものの現実である。これからも明らかなように〝テレビでゴロ寝〟がレジャー活動の断トツなのである。テレビが普及したのは昭和三九年の東京オリンピックが契機であったから三〇年近くもレジャーの主役はテレビなのである。テレビ離れといわれながらも人はテレビの前に座って時間を過ごすことが多い。

テレビを除くと、どんなレジャー活動をしているのであろうか。また、どんな希望をもっているのであろうか。両者を比較したのが図37である（いずれも上位一〇）。参加人口で見ると現状は〝外食〟がトップである。一〇位には〝宝くじ〟がある。これがレジャーなのかといぶかしくもなるが、こんなところが現状なのである。ところが希望はと見ると俄然、活動的になる。国内外の旅行に加えて、オートキャンプ、陶芸、ダイビング、水泳、そしてスポーツ観戦とスポーツ活動が占めている。

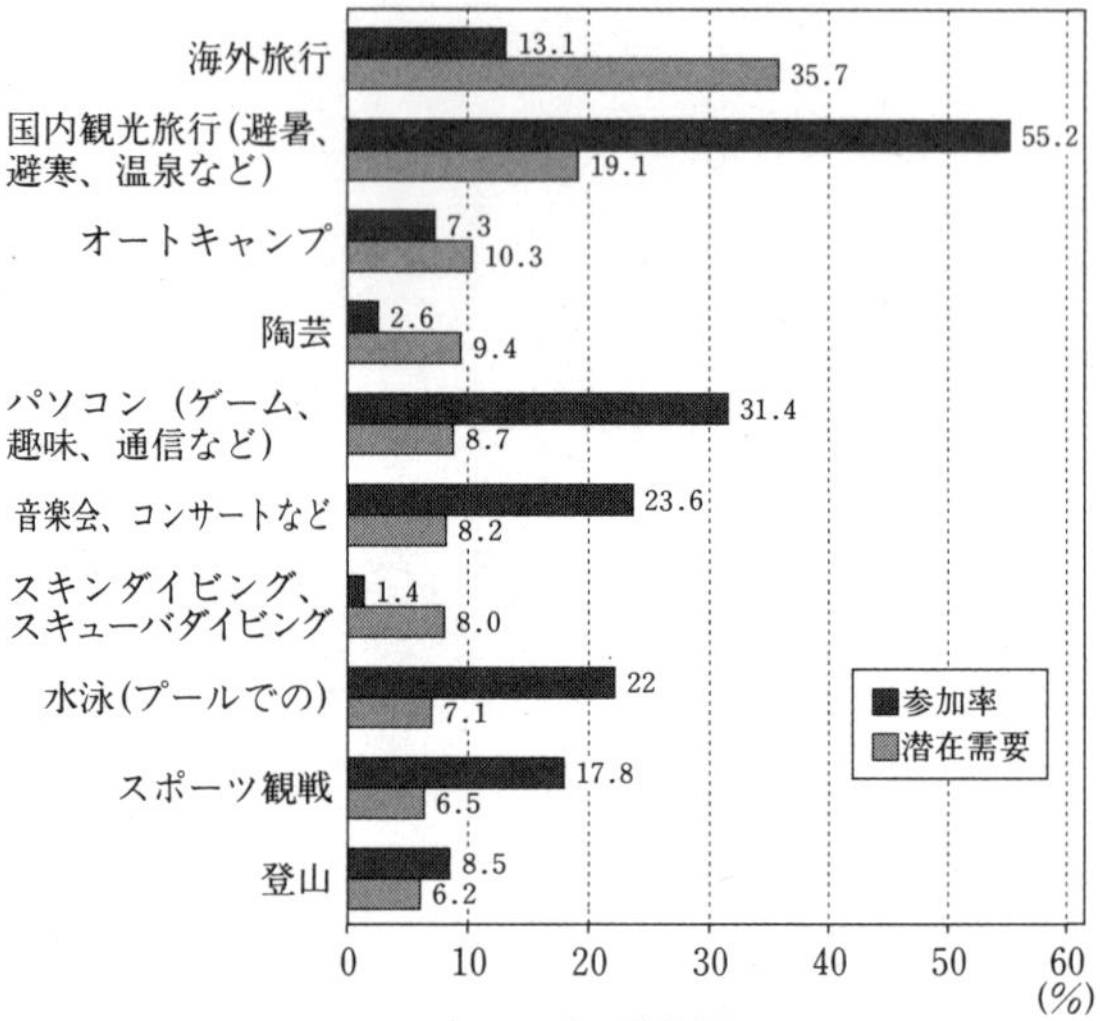

図37　余暇活動の潜在需要

（レジャー白書2001）

アウト・ドア・スポーツへの志向、非日常空間への志向ということが分かる。レジャー白書'01は次のように記している。〝潜在需要の上位を占めているのは、旅行系、アウトドア系、屋外スポーツ系など、非日常系のレジャーである。特に第一位の「海外旅行」、第二位の「国内観光旅行」など、観光旅行に対する潜在需要は他種目に比べて圧倒的に大きい。〟日常生活からの脱出が庶民の望みなのであろう。

この希望は夢なのであろうか。決してそんなことはない。たとえばフランスを夏に訪れた人なら知っていることであろうが、パリの町を歩いているのは日本人の観光客ばかりでパリの人たちはバカンスに出かけて店も空いていない。彼らはどこに行くかというとキャンピング・カーで海辺へ、山へ、湖へと出かけるのである。人間のやることはどこに行ってもそうは変わらない。日本に長期バカンスが導入されればパリの人と同じようにレジャーを満喫すると思われる。

だからこそ今までのレジャーのあり方を変えてゆくことが必要となる。日本人は総じてレジャーとは、お金を使うことだと思いこみ、金でカタをつける傾向が強い。ハワイのゴルフ代をつりあげたのも、中国のお茶やお酒の値段をあげたのも、パリの娼婦の価格を高くしたのも日本人だとされている。ことほどさように日本人は金離れがよいのである。年間一、八〇〇万人に達しようとする日本人外国旅行者の購買力は今だに世界の驚きである。

一口でいってしまえば、日本人のレジャーの過ごし方は〝金銭消費型〟といえる。

正月休暇、ゴールデン・ウィーク、夏期休暇のどれをとっても人込みの中にわざわざ入ってお金を使って過ごす。これに反して欧米人は〝時間消費型〟といえる。お金を使わずに上手に友人や家族と時間を過ごす。

いかに経費を切り下げ有意義な時間を送るかが彼等の工夫のしどころなのである。

3　レジャー貧国・日本

いささか古い資料になるが、日本人のレジャー活動を考えるうえで大変参考になる報告が発表された。余暇開発センターの「世界七ヵ国比較レジャー調査」で日本、アメリカ、カナダ、イギリス、オーストラリア、ドイツ、フランスのレジャー活動を比較したものである。

この調査により改めて日本人のレジャー活動の低調さが露呈された。レジャー活動として全部で四三項目をあげているが、そのうち以下の二三項目において日本が最低であった。ジョギング、サイクリング、サッカー、水泳、サーフィン、乗馬、ヨット、ハンググライダー、映画、観劇、クラシック音楽鑑賞、軽音楽鑑賞、社交ダンス、手芸、読書、撮影、外食、ホームパーティ、ドライブ、キャンプ、外国旅行、ボランティア活動、バードウォッチング。日本の調査で第一位の外食さえ最下位となっている。

ジョギング、ドライブ、外国旅行などの項目はずいぶん盛んなようなのだが最低なのである。日本に初めて来た外国人が電車の中で一心不乱に読書にいそしんでいる日本人のことを見て〝だから日本は世界の工業国になったのか〟と感心したそうだ。あとからマンガと分かって肩をすくめたそうであるが、活字を追ってゆく読書もまた最下位なのである。他の国の読書率が九〇%なのに日本は四九%と大変に低い。

諸外国と同等の水準にあるのは何かというとゴルフ、テニス、ボウリング、スキー、競馬、遊園地、国内観光旅行、音楽演奏の八種目。ゴルフ、テニス、ボウリング、スキーの四種目がスポーツである。だが、ゴルフを日本においてプレーすることは、世界一お金がかかる。かつて国際会議でもよく質問を受けた。〝会員権が二億円や三億円というが、わが国では一八ホール買える、そんな高いお金を払って日本人は何故、ゴルフをするのか〟こちらは肩をすくめてしまう。

ともあれ、八種目のいずれもが、かなりの出費を余儀なくされる。ここでも金銭消費型になっていることが分かる。

この調査で、好きでよくするスポーツや趣味があるかについては以下の回答となっている（図38）。アメリカ七六・九％、カナダ八二・六％、イギリス八〇％、フランス七三・五％、オーストラリア八六・一％、これに対して日本は四七％。半分に近い数値である。調査レポートに〝印象的なのは〟という書き出し方で次のようなことが記されていまる。〝日本以外の六カ国は、現在の過ごし方については、たくさんの○がつけられているのに、自由時間が増えたらと仮定した場合の過ごし方の希望では○のつけ方がごく少ない。日本は希望の回答が現状を上回っている。〟日本人自身がレジャーの現状に満足していないことを示している。

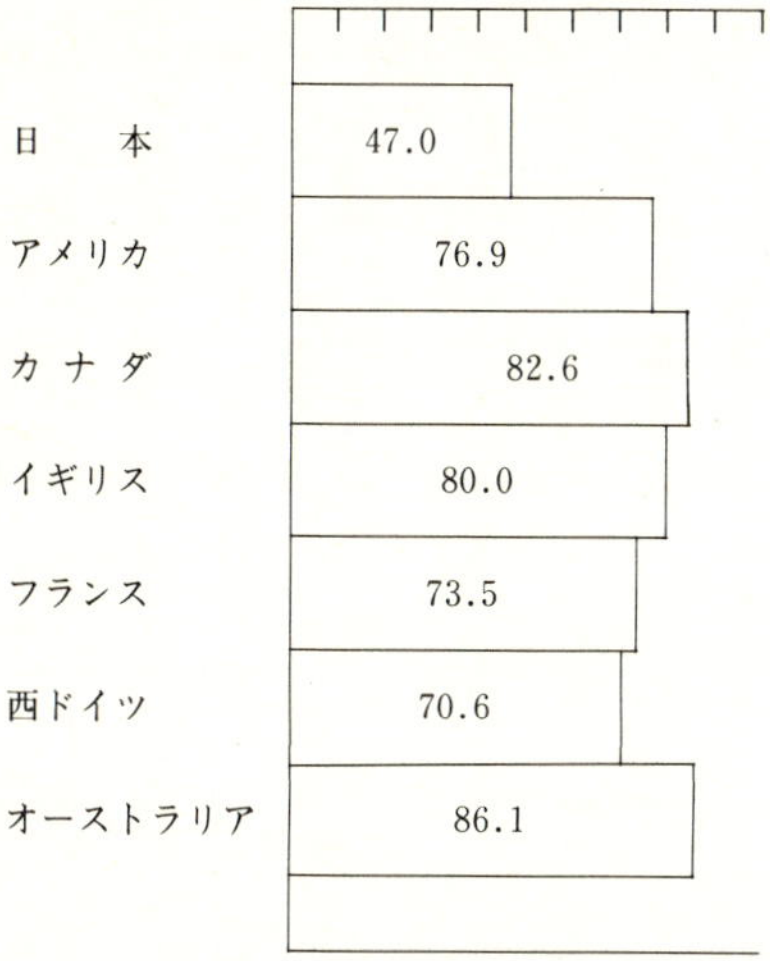

図38　好きでよくするスポーツや趣味がある(%)
(世界レジャー７ヶ国比較調査：余暇開発センター)

フランス人のように安定したお金が老後に保証されれば、さっさと引退してしまう国民性とは異なるから、日本のレジャーの貧困さを一方的に非難はできないが、四三項目中二三項目が最低となれば考えなければならない。総じていえば、在宅型のレジャー活動が日本では盛んで、自ら楽しみ行なう積極的活動が不活発だといえる。特にボランティア活動は、その国の良心を示す尺度とさえいわれることもあるので、この辺は改良してゆかなければなるまい。

4　自由時間における自己表現

平均寿命の伸びに象徴されるように人生は長くなっている。寿命が伸びただけではなく成熟するのが早くなった分だけ〝大人〟として生活する時間も長くなっている。かつては女性の初潮は一〇代の後半であったが、今では前半になっている。そして閉経は伸びている。その長くなった人生をどう充実して生きてゆくかは大きな命題である。生から死に至る期間を縦軸とするとそれがグーンと長くなったのである。しかし単に生から死に至る縦軸だけでは人生は、およそつまらないものになってしまう。〝生活の経験領域〟である横軸にふくらみをもたせることが豊かな人生を味わうことになろう。

自由時間とは、この横軸を拡げる機会を与えてくれるのである。どれだけ経験の幅を拡げられるかということである。この幅が広ければ広いだけ、そして密度が濃ければ濃いほど充実した人生を送れることになる。

幅を拡げ、密度を濃くするのが体験である。自分と自然、自分と他人、自分と組織といった自分との関わりは総て経験である。自由時間における活動とは、非日常的空間を場として求めていることからも明らかなように〝自分との対話〟を求めて行なわれることが多い。その対話の発現が自己表現となる。現代人は、好きなように自己表現できると思っているが、他人との関わりや組織とのしがらみの中に埋没している。〝オレはオレなんだ〟と叫びたい気持ちを押さえ込んでいる。せめてもの発散が〝カラオケ〟ではいかにも淋しい。

そんな借りものではなく、これが自分の本当の姿なのだということを自分に示したい。自分で自分を誉めてやりたい。自分にもできるんだと思いたい。そんな自己表現のひとつとしてスポーツが浮上する。四二・一九五kmを四時間、五時間かかっても、とにかく完走した時の感激、テニスでサービスエースが決まった時の〝やった！〟という充実感。ゴルフのドライバーで二五〇ヤード以上もかっとばした時のスカッとした気持ち、ラグビーで独走トライをした時のときめき、これらの感情は日常生活の中では味わえない。泥だらけ、汗だらけになったあとでシャワーを浴びるときのさわやかさ、スポーツ仲間との交流、激突した相手との試合後の談笑。これらもまた、スポーツの独特の味わいである。

こうしたスポーツ活動を支えるのがフィットネスなのである。レジャー志向で示された絵、彫刻、書道といった創作活動を支えるのもフィットネスである。自分の意志通りに身体が動いてこそ、これらのレジャー活動を楽しめるのである。

今日、テレビゲームに代表されるように擬似体験的な遊びが増えているが、自分で体験するレジャー活動こそが心の底から湧きあがってくる達成感、成就感が得られるのである。そこで初めて〝生きている！〟という実感を確認できるのである。

毎日、同じことを二時間。これを一〇年間つづけると名人に極意に達するという。だとすると、これから頑張れば一つや二つの名人になれる可能性が誰にでもあることになる。そうなれば人生は質の高いものになる。そして人生の達人になれるかもしれない。これを与えてくれるのが〝自由な手と足〟であることはいうまでもない。

Ⅳ　フィットネスと現代社会

1　産業化の波

この章では第一節で医療費という経済構造、第二節では高齢化という人口構造、第三節では自由時間という時間構造という三つの構造変化とフィットネスとの関係について記してきた。最後に残されたのが社会構造である。この構造変化とフィットネスとの関係について記して終節とする。

現代社会を一八世紀から今日に至るまで貫いてきたのは〝産業化（インダストリアリズム）〟である。一八世紀末期の「鉄・蒸気」、二〇世紀の「電気・化学・エレクトロニクス」そして現代は「マイクロ・エレクトロニクス・バイオ」と人間が自然に対して、いわば挑戦し、合理性（便利性といってもよい）を追求してきたのが文明社会であり、それが産業社会だといえる。人間が作り出した産業が人間社会を変えてきた。

産業のある所なら職につけるということで人口の集中化がみられるようになった。「都市化」である。一定の場所に多くの人が集まれば平坦な土地を縦に利用しようとする。「高層化」である。人口の集中化した都市と都市、あるいは過疎地とどう連絡をとりあうのか。「情報化」と「モータリゼーション」となる。そして産業が石炭を燃やすという単純なことから遺伝子の組替えといった複雑なものになると「教育の高度化」が起きる。産業という壮大な歯車は休むことがないので、人間が「夜型化」する。するとその人たちのためのサービス産業が発達するといったように、産業はアメーバのように自己増殖し、人間社会を規制してくる。

かつては太平洋を横断するのに船で何十日もかかったのに今ではジェット機で九時間。こんな文章を読んだことがある。〝パリの空港でトランクに腰かけて何かを待っている男がいる。どうかしたのかと問うと「いや、いま遠くから着いたが、体は着いたのに心がまだ着いていない。それを待っている」と答えた。

情報は、もう寸時のうちに地球の裏側に届いてしまう。「国際化」である。国際化は情報だけではなく人も往来する。平成十二年の訪日外国人は四七六万人。出国日本人数は一、七八二万人となっている。

このような変化の歴史はきわめて短い。たかだか、ここ二〇年来のことである。激変といってよい。情報化の代表とされるCDカードはキャッシュとクレジットをあわせて昭和五二年には四四〇〇万枚が昭和六三年には二億三一〇〇万枚と急増している。興味をひかれるのは情報消費率（供給された情報のうち消費される割合）で昭和五一年度に八・八％が六二年には五％に低下していることである。消費者が供給される情報量の多さにイヤ気がさしているわけである。

この激変が生身の人間に影響を与えないわけにはゆかない。人間は合理性の追求という形で文明社会を築き、便利さや快適さを得たのは事実ではあるが、産業化の波のもたらした弊害に目をつむるわけにはゆかなくなってきている。人間自らが作り出した産業という相手に対して、今度は自らを防御しなければならなくなったのである。見えざる敵が残した証拠―社会の病理―を具体的にあげてみることである。

2　社会の病理化

　産業社会のもたらした弊害を〝社会の病理〟とすると実にさまざまな病理化がみられる。影響を最も強く受けたのは経済であった。「バブル崩壊」「平成不況」と言われるように、平成の年度になってから経済はマイナス成長期に入った。土地の価格は三分の一とか五分の一になり、ゴルフの会員権価格は十分の一に目減りした。バブル期が異常であったとの指摘があるが、誰もが投資に熱中した。金融機関が先鞭を切って突き進み、その挙句に天文学的な負債を抱え込んでしまった。国もまた同様であった。バブル期の適切な経済誘導に失敗したどころか、金融機関の救済は国民の救済にもなるとの名目の元に、この十年で一三〇兆円もの融資（国債）をしたが、効果があったとはいえない。この間、政界、官界での不正やスキャンダルが相次ぎ教師や警官の不祥事、オウム事件、阪神・淡路の震災、新宿・歌舞伎町での焼死事件など様々な出来事が起き、世相は混迷の色を濃くしている。「金属疲労」との言葉が一時期はやったが今や「制度疲労」も起き、日本という国が戦後もっとも厳しい局面を迎えるに至っている。

　完全失業率は五％を越え、平成十年からは自殺者が急増している。年間三万人もの人が自らの手で命を絶っている。ホームレスは二万五千人を超え、この社会的弱者を殴り殺す少年さえ現れている。リストラされないまでも事実上の賃金カットが一般化し、大企業は合併で益々巨大化し零細企業は倒産の危機にある。企業間格差と賃金格差は広がる一方である。定年前の大企業の大卒の賃金が平均で月五九万八千円に対して、零細企業の中卒は同年齢者で二九万九千円に過ぎない。

学校も荒れている。校内暴力は年間で三万六千件を越える。年間三〇日以上登校しない不登校児は二万人にもなり、中退者は一一万人になろうとしている。登校している児童・生徒にも異常が続発している。特筆すべきは大脳新皮質の前頭葉、運動系の未発達と推察される事象、「授業中じっとしていられない」「すぐ疲れたという」「転んで手が出ない」「つまずいてよく転ぶ」などが報告されている。中には「保健室登校」もある。「アレルギー」「皮膚がカサカサ」「ぜんそく」などの免疫性の低下も増加している。

そして税金に加えて社会保険の負担も増えようとしている。健保組合、政管健保の加入者の受診時の負担が、従来の二割から三割に二〇〇三年から増加することが決まっている。消費税、赤字国債の負担と経済政策失敗のツケが、全て国民に振り分けられようとしている。そして、少子高齢化は負担者にはより多く、受給者にはより薄くより遅くに移行してゆくであろう。こうして、国民の負担だけが増加してゆく。事態がこのますすめば近未来に税金、社会保障、消費税、国債で給与から少なくても四〇%、多ければ五〇%は差っ引かれることになろう。苛斂誅求の時代を迎えることになろう。

こうした社会の病理がすすむ中で人間同志がどう行動しているかというと、一つだけいえることがある。それは対人間との関係で〝格差〟をつける傾向の強いことである。〝落ちこぼれ〟〝輪切り〟〝ニューリッチ〟〝ジェネレーション・ギャップ〟あるいは学歴差、所得差、地域差というように差をつけたがる。そして同質の人が群をなし、異質の群とは相容れない構図がつくられつつあるようにみえる。社会が流動性を失いつつあるのではないかと憂慮する。イギリスが斜陽の国といわれたのは、いまだにサーとナイトがまかり通る身分制度だし、インドがいつまでも発展途上国なのはカースト制度によって社会の流動化が押さえられているからである。

3　コミュニケーション

格差をつけたがる傾向及び同質の集団の集まる傾向があると記したが、よく注意すると小学校の時代から、それは始まっている。かつては〝お山の大将〟がいて〝泣きん坊〟がいたように縦社会の、いわゆるギャング集団を形成していた。これはとっくに消失している。今、子どもたちの遊び集団は次のように特徴づけることができる。①同学年②同性③近隣④四～五名の小集団⑤同一スケジュール。学年が違うだけで、性が違うだけで、近くに住んでいるかいないかで集団が決まってしまい、きわめて柔軟性に乏しい閉鎖集団を形成する。

同様のことが、地域のスポーツ・クラブにもいえる。最近、地域公共スポーツ施設を調査する機会に恵まれたが、そこで発見したのはスポーツ・クラブが子ども集団と同じように閉鎖性の強いことである。バレーボールのクラブがあったとすると、そのクラブのメンバーは一〇年以上たっても変わらない。最初にクラブを作った時以外の人をニュー・メンバーとして受けつけないのである。

同じようなことが住宅地にもいえる。むこう三軒両隣りとか熊さん、八っつあんは消え去って久しい。地域社会の連帯感は今や喪失しつつある。住宅の高層化が拍車をかけているが、それは次の理由からも分かる。三大都市圏（東京・大阪・名古屋）の人口集中率は約五〇％となっており、わが国の人口のおよそ半分が東京・大阪・名古屋の三大都市に集中し、地方都市を含めると実に六一％の人口が狭い所にひしめいていることになる。その結果が高層化である。そこはエレベータという密室による移動をともなうコンクリート・ジャングルと化し、人口が密集しているにもかかわらず周りは見知らぬ他人ばかりである。

〝孤独な群衆〟と呼ばれるように、都市というジャングルの中に住む現代人はコミュニケーション不足を深刻な問題として受け止めつつある。さらにまた、本来ならばオアシスとなるべき家庭が憩いの場であることを薄めつつある。子どもたちはテレビゲームに熱中し、父親は別のテレビで野球中継をテレビ観戦し、母親は手芸にいそしむ。〝お早よう〟〝ただいま〟〝おやすみ〟の三語があれば事足りるになりかねない。決定的なコミュニケーション不足である。

職場においても然りである。端末器やキーボードと、一日中にらめっこをするような職種が増えている。コンピュータと対しているがそこには会話はない。画面に出てくる文字や記号を判断するだけである。〝歌を忘れたカナリヤ〟ではないが〝会話を忘れた人間〟が増えつつある。

こうしたコミュニケーション不足を解消する手立てとしてクローズ・アップされるのもまたスポーツである。スポーツという文化を有していることに改めて感謝したいほどに、その価値は高い。その中で特にアウト・ドア・スポーツを現代人が志向するのは、人類の祖先が経験した緑の中の活動の心地よさを本能的に知っているからであろう。人は緑に接し、肉体活動によるスキンシップを通して生きているということを実感する。

今後最も期待される職業は何かとの質問に対し、〝ホステス〟と答えた企業人がいた。クラブやバーのホステスである。コミュニケーション不足の現代において彼女らが、これを充足させてくれるというわけである。比喩として笑ってはおれない問題を含んでいる。

4　二一世紀の課題

禅の世界では肉体と身体、心とこころを峻別して使用している。人は動物、しかも大変に他立的な存在として誕生する。この、か弱い、一人では何もできない肉体を、丹精込めて育ててゆく。〝這えば立て、立てば歩めの親心〟そのものである。こうして成長した肉体を禅では〝身体〟という。肉体としての人に宿る精神状態を漢字の心で表す。身体を得たとき心は〝こころ〟となる。この身体とこころを有した個人を育ててゆく社会システムが整備されて然るべきである。

だが残念ながら、すでに記したように社会の病理は多く、産業化という目的で増殖をつづける不遠慮な侵入者に身体とこころが侵されつつある。〝身体という鎧は意外にもろく、こころの肌は荒れやすい〟のである。

すでに記したように産業化の波は人口構造、経済構造、時間構造そして社会構造すらを変化させてゆく。巨大な津波のように社会をつき動かしてゆく。その波間にただよう現状の個人は誠に危うい存在のようにみえる。だが、その個人は戦う姿勢を失ってはいない。恒常性という内部機構をフルに活動させて大波に果敢な戦いを挑んでいる。

その個人の内部から力を湧き出させ、なお戦う炎を燃やしつづけさせるのがトータル・フィットネスである。外部から暖かい手をさし伸べるのが社会システムの整備である。この二つを、いかにして築きあげてゆくかが二一世紀の課題となる。社会システムの整備は、個人の力の及ばないところなので組織が動くことになる。国、地方自治体、企業等である。近年、これらの組織もトータル・フィットネスへの認識を深めつつあるものの、たとえば公共スポーツ施設、図書館、下水道等にみられるように先進国と呼ばれる割にはお粗末である。これらの一層の整備と血の通った管理、運営がなされるべきである。

ここにひとつの調査報告がある。文部省の科学研究費で実施されたものだが、先進国五カ国の児童の血液やコレステロール濃度を比較したものである。この結果は将来の日本を考える時、憂慮すべきこととなろう。何故なら心臓病が国民病といわれる国々より、わが国の児童のほうが血中コレステロール濃度は濃いのである。小学生にして身体が蝕まれているである。

小学生が生活習慣病を患ったり、サッカーボールを蹴とばして骨折したり、転び方を知らないような子どもが育つ国はどうみても異常である。独居老人が独りさびしく死んでいったり、病気を治すための治療で身体の自由が奪われることが許される国は異常である。大学生にして初めて走る新入生が一割もいる大学があるのもまた異常である。二一世紀の課題は多くかつ重い。

だからこそ、わたしたちは挑まなければならない。「身体」が踊り、「こころ」が輝く日本になるために。

あとがき

バッタの異常発生の報道をテレビでみたことがある。ふだんは〝孤独相〟といって草原で跳びはねているが、異常発生すると〝群生相〟となり、どんどん数を増やしつづけるという。群生相になったバッタは脱皮の回数が減る（六回から五回に変わる）うえに、頭が流先形となり、羽が大きくなり、足が短くなるそうである。しかも一カ月で成長するという。成長しやすく、移動しやすくなるわけである。体質が変化するわけである。

最近の子どもにみられる変化のひとつに、アゴの骨の脆弱化がある。歯も当然変化し、歯と歯との間にスキ間ができる。これらの変化の結果、アゴ全体がスマートになり、かむ筋力の退化から脳の受容面積を広げる余地を与えることになるという。このとき浮かぶ顔のイメージは火星人のそれである。バッタの体質変化と子どもたちの変化をつけ合わせてみるとき、慄然とする。人類は進化しているのか、それとも退化しているのか。

ヨーロッパや北アメリカを旅行すると、彼らの超肥満ぶりにはビックリさせられる。小錦がスカートをはいている感じの女性も多い。超肥満もアゴの変化も、環境に順応した結果であるが、これらは果たして進化なのであろうか。直立歩行し、手が自由になったことで人類の進化が始まったといわれている。その進化の歴史を人類は他の動物とは違うと誇り、固有の文化を発展させてきた。

戦後の日本に限定してみると、日本の目指したのは経済至上主義であった。あこがれたのはアメリカで、追いつき追いこせと、豊かな生活を追い求めてきた。その結果、諸外国から経済大国と呼ばれるに至った。が、大きくつまずいてしまった。本当に豊かになったのであろうか。豊かさの中で育ったはずの子どもたちに、アゴの骨が弱ったり、深呼吸で倒れたり、木に登れない、登校拒否、少年非行といった深刻な歪みが生じているのは一体、なぜなのだろうか。

この年（平成一四年七月）、健康・体力に関わる大きな動きが二つあった。一つは「健康増進法」の制定であり、もう一つは「子どもの体力向上のための総合的な方策について」である。前者は、厚生労働省による法案の提出で国会を通過した。健康に関わる法律が制定されたのである。同法の二条二項には次のような記載がある〝国民は、健康な生活習慣の重要性に対する関心と理解を深め、生涯にわたって、自らの健康状態を自覚するとともに、健康の増進に努めなければならない〟。後者は、文部科学省の中央教育審議会答申である。答申には〝現実には、子どもの体力は低下を続けており、子どもたちの健康への悪影響、気力の低下などが懸念される。また、このまま子どもが成人した場合、病気になる者の増加や気力の低下によって社会を支える力が減少し、少子高齢社会となる将来の我が国の社会が沈滞してしまうのではないかと危惧する〟と記されている。漸く、国が重い腰をあげたと言える。

二一世紀をすでに迎えた今日、現代人は改めて、〝身体とこころ〟について考えてみるべきではないだろうか。身体とこころがいきいきと輝くのが豊かさだと考えるからである。そこから出発して、すなわち人間が、いきいきと生きていけるために経済も文化も社会もつくられるべきである。本書は、そんな願いを込めているが、それが伝わらなければ筆者の責任である。

なお、本書の作成にあたり多くの文献を参考にさせていただいた。本文中及び図表等に文献名を記入したので、一括して記載するのは省略した。いずれの文献も精査されたもので、本書作成にこのうえなく有用であった。ここに改めて御礼を申しあげる。なお、本書の第三章は総て殖田友子さんの執筆である。また、大修館書店編集部の伊藤政吉さんには、編集者とはかくあるべきと教わった。お二人に、ただただ感謝するばかりである。

青木　高

青木　高（あおきたかし）
1969年、東京教育大学卒業（スポーツ社会学専攻）。
現在、（財）健康・体力づくり事業財団事業部長。健康・体力づくりに関する調査、研究、指導に幅広く活躍中。
主な著書・共著・監修書　「60歳からの健康・安全ウォーキング」（日本加除出版）、「身体を引き締める本」（健康・体力づくり事業財団）、「中高年の健康スポーツ入門読本」（ぎょうせい）、など多数。

殖田友子（うえだともこ）
日本女子大学、法政大学大学院卒業。管理栄養士、健康運動指導士。日本体育協会公認コーチ養成講習会講師。㈱ミューズ代表として、選手サポートや専門誌連載も多い中、放送大学や神奈川大学で講義も行う。
主な著書　「頭で食べて強くなる！」（大修館書店）「健康・スポーツの栄養学」（建帛社）「スポーツ栄養ガイド 1to4」「同 5to8」（ミューズ）ほか多数。

装幀／エジマ企画（井之上聖子）
表紙・中扉イラスト／エジマ企画（赤岩久美子）

21世紀の健康・体力づくり　

1990年6月15日　初版第1刷発行
2002年10月20日　新版第1刷発行

著　者　青木　高
殖田友子
発行者　鈴木一行

発行所　株式会社　**大修館書店**
〒101-8466　東京都千代田区神田錦町3－24
電話（販売部）03-3295-6231　（編集部）03-3294-2358
振替　00190-7-40504

印刷／厚徳社　製本／関山製本

ISBN 4-469-26183-1　Printed in Japan
［出版情報］ http://www.taishukan.co.jp